LA CRUZ DEL BEBÉ

Memorias de una Sobreviviente de la Tuberculosis

por

C. GALE PERKINS

Traducción
Frederick Martin-Del-Campo

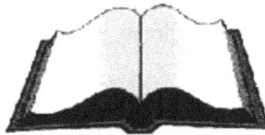

CCB Publishing
British Columbia, Canadá

La Cruz Del Bebé: Memorias de una Sobreviviente
de la Tuberculosis

Copyright ©2012 por C. Gale Perkins
ISBN-13   978-1-927360-55-2
Tercera Edición

Library and Archives Canada Cataloguing in Publication
Perkins, C. Gale, 1933-
La cruz del bebé: memorias de una sobreviviente de la tuberculosis / por
C. Gale Perkins; traducción, Frederick Martin-Del-Campo. – 3rd ed.
ISBN 978-1-927360-55-2
Translation of: The baby's cross
Also available in electronic format.
1. Perkins, C. Gale, 1933- --Health.
2. Bones--Tuberculosis--Patients--Massachusetts--Biography.
3. Tuberculosis--Patients--Massachusetts--Biography.
4. Tuberculosis in children. I. Title.
RC312.5.B6P4718 2012   362.196'9950092   C2012-902534-8

Traducción: Frederick Martin-Del-Campo (snoobodoo0082000@yahoo.com)

Editorial/Publicador: CCB Publishing
                           British Columbia, Canadá
                           www.ccbpublishing.com

AGRADECIMIENTOS

Para mi marido Evan, que me inspiró a escribir la historia de mi vida. Yo sé que él va a estar sonriendose sobre mí cuando mi libro ha sido publicado.

A Dios y la Santísima Virgen por haberme dado una fe fuerte que me ha traído a través de muchas cruces en mi vida y hecha mi carga ligera.

Para mi mamá, quien dejó este mundo a la edad de veinticuatro años. Gracias por el regalo de tu poema. El título de mi libro es en su honor.

A mis hijos, Alan, Cindy y Paul, que son los ángeles especiales en mi vida. Los amo con todo mi corazón y el alma.

A mis nietos, que son los regalos de sus padres para mí. Os quiero a todos muchisimo.

A mis amigos que, gracias a Dios, son muchos. Su don de la amistad se desborda en mi corazón.

Para los payasos en mi vida que estaban allí cuando los tiempos fueron tristes y la vida se detuvo: Hap, Alegre Charlie, junio de Margarita, la tía abuela Tillie. Muchas gracias. Un agradecimiento conmovedor de mi payaso favorito y socio de Hayseed # 2, a mi nieto Jeff, eres el mejor.

Para Mike, mi sobrino y el hijo de la tía Eunice, muchas gracias por interesarse y ayudarme a conseguir este libro en marcha.

Gracias a mi amigo y fotógrafo favorito de Catherine B. Thompson, de algunas de las fotos que aparecen en mi libro. Gracias Buff.

Para Erv Harmon, mi compañero de vida nueva, cuya paciencia y amor me han mantenido entusiasmada y apasionada en los momentos en que quería darme por vencida. Fue el mejor crítico en su camino siempre tan gentil. Gracias Erv.

DEDICACIÓN

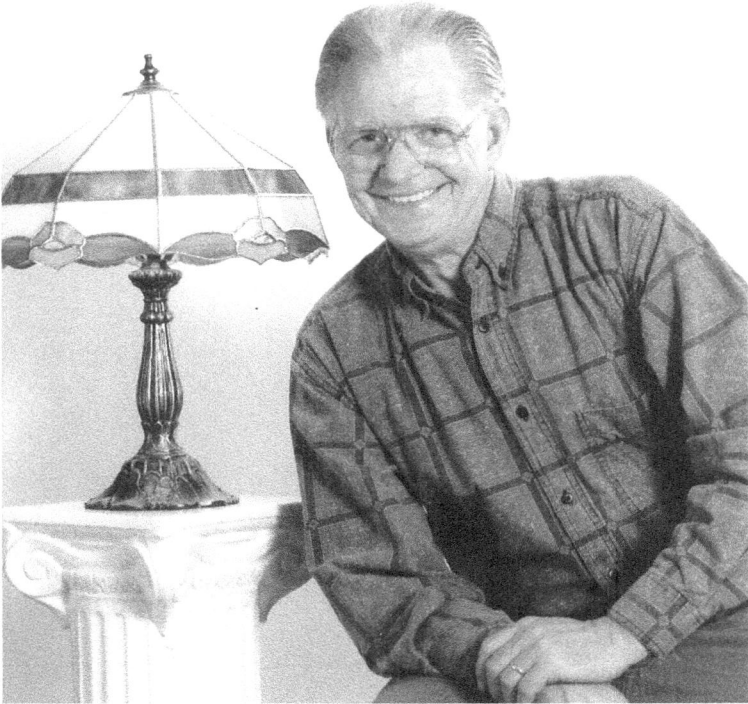

Este libro está dedicado a mi difunto marido Evan F. Perkins, quien era mi mejor amigo. Él era un gran padre abuelo y amigo. Evan fue una inspiración para todos los que lo conocieron. Él es el verdadero amor de mi vida. Gracias Evan.

CONTENIDO

Nota del Autor viii

Infancia hasta Tres Años de Edad 1

Admitida al Sanatorio Del Estado, Lakeville 10

Miedo a la Oscuridad 14

La Cruz Del Bebé 18

La Muñeca de Cabeza 23

Pasando a la Sala de las *Big Girls* 28

La Primera Cirugía 39

La Espiritualidad Entra En Mi Vida 45

Una Mirada a la Rutina de la Vida Diaria en Lakeville ..51

Cumpleaños y Días Festivos 57

Angie una Amiga Especial 66

Mi Amiga Especial Phyllis 74

Aprender a Trenzar 81

Las Esperanzas de Volver a Casa 86

Mis Oraciones se Comienzan a Desplegar 95

Mis Pensamientos Acerca de Dejar Lakeville 105

Mi Familia Del Hospital 110

Preparando a Irme 128

Mi Educación Continua 144

El Matrimonio y los Niños 152

Ginnie 168

Mi Vida Sigue Adelante 182

NOTA DEL AUTOR

Mi marido Evan murió el 6 de septiembre de 1996. He estado reflexionando sobre los cuarenta y dos años de vida conyugal y cómo este hombre maravilloso me ayudó a aprender sobre la vida y todo lo que me había perdido en mi infancia. Se ha ido. Ardientes lágrimas rodaban por mis mejillas, mi corazón lataba tan rápido que sentía como si estuviera a punto de estallar.

Oí una voz que me llamaba: "Mamá, es hora de irse ahora. La limusina está aquí." Me tomé un minuto para darme cuenta de que era mi hija que me hablaba. Ya era hora de salir para el funeral. Mi cuerpo se puso rígido.

Miré a mi hija. Sus ojos se llenaron de pena y dolor, tratando de ser tan fuerte para mí, y le dije: "Cindy, yo no voy." Entrar en el coche para irnos hacia que todo fuera tan final.

Después de haber enfrentado tantos traumas en mi vida, esto tenía que ser el más difícil para mí. Cindy suavemente me convenció de que teníamos que irnos. En cuanto a ella y mis dos hijos, Alan y Pablo, me dio el coraje y la fuerza para entrar en el coche para el viaje más largo de mi vida.

Para pensar en un futuro en este momento parecía imposible. Me sentía vacía y sin esperanza. Yo tenía a la deriva de nuevo a cómo Evan me había enseñado a hacer frente a tiempos difíciles y realmente depender de todas las habilidades que había aprendido. Encontré consuelo en la celebración de una muñeca que he creado desde la infancia, pero luego me acordé de todas las cosas que habían sido tomadas y llevadas lejos de mí en la vida, como mis padres, mi infancia, mi salud, pero ninguno tan doloroso como perder el amor de mi vida.

Ya era hora de empezar a mirar hacia atrás en mi viaje de la vida y reflexionar sobre todos los acontecimientos positivos, a escribir la historia que Evan pensó que era tan importante para compartir con el mundo. Mi historia es una que habla de dolor, esperanza, amor, fe y determinación de vivir.

Mi vida comenzó el 14 de noviembre de 1933. Fue durante un período de tiempo cuando tantas familias se vieron afectados con una epidemia de tuberculosis. Mi parto prematuro fue la causa de mucha preocupación, y muchas cosas probaron para salvar mi vida. Mi historia comienza en mi fecha de nacimiento, momento en el que me dieron el nombre de Cynthia Mitchell.

INFANCIA HASTA TRES AÑOS DE EDAD

El 14 de noviembre 1933 yo vine a este mundo dos meses premadura y pesando sólo un poco menos de dos libras. En esos días no tenían la tecnología de hoy para mantener a los bebés con vida, y me mandaron a casa a morir. Mi viaje hacia la supervivencia comenzó cuando me fui de Boston City Hospital en Massachusetts, poco después de nacer y se fue a casa de mi abuelo en Dorchester, Massachusetts.

Mis padres eran Marjorie Leona (Logan) y Joseph Mitchell Archibald Mitchell. Mi mamá vivía con mis abuelos en el momento en que ella y mi papá se habían separado. Mis abuelos, Mary Francis Crowley (Logan) y McGrady Lang Logan, junto con mi mamá hizo todo lo que sabía cómo mantenerme con vida. Ellos trataron de diferentes fórmulas como mi mamá no pudo dar el pecho, sin embargo, yo seguía rechazando todo lo que me dieron en su conjunto. Estaba perdiendo peso rápidamente. Ellas me mantuvieron calientita poniendome en una casa y cerca de la estufa de leña y envolviendome en muchas mantas. Mi mamá no sabía qué hacer y estaba perdiendo la esperanza. Un día estaba sentada conmigo envuelta en una manta, meciéndose y me canto cuando alguien llamó desde la puerta. La vecina de la otra calle se había dado a luz recientemente y fue bendecida con una abundancia de la leche materna. Ella había escuchado que yo no estaba prosperando y que rechazaba toda fórmula. Le dijo a mi mamá que fue bendecida con una abundancia de leche materna y quería compartirlo con ellas para mí. Mi mamá y los abuelos estaban dispuestos a intentar cualquier cosa en este punto. Cuidadosamente puso un poco de leche en una botella y empezó a darme de comer. Una hora más tarde yo estaba durmiendo y que no había rechazado la leche materna. ¡Qué día tan maravilloso y emocionante para el hogar en la calle Cedar! No tuve ningún problema de tomar y soportar de la leche. Dormí durante dos horas y me desperté, y me dieron un poco más de comer.

Mi abuela se acercó a la calle e informó de la buena noticia a la señora Coakley, quien le dio más leche y le dijo que ella podría tener la medida de lo que ella necesitaba. Mi abuela Molly se sentó a la mesa de la cocina con mi mamá, y con lágrimas en los ojos pero de alegría dándole gracias a Dios por este milagro. Me seguí floreciendo y aumentando de peso para el deleite no sólo de mi familia, pero todo el vecindario. Cuando llegó el momento de mi bautizo, mi madre preguntó al hijo de la señora Coakley, John, a ser mi padrino, tía Eunice iba a ser mi madrina.

Cuando yo tenía seis meses de edad, mi mamá y papá se habían divorciado. Mi abuela y mi abuelo hablaron acerca de adoptarme. Mi abuelo recibió una pequeña pensión del gobierno debido a una lesión en la guerra, sus hijos también recibieron una pensión hasta que cumplieron veintiun años. Él se sentía que sería de gran ayuda a mi mamá si me adaptaran, lo que me permitiría recibir los mismos fondos y también ayudar a mi mamá. La aprobación tuvo lugar cuando yo tenía 2 años. Mis abuelos se convirtieron en mis padres, mis tías se convirtieron en mis hermanas, y mi tío Pablo se convirtió en mi hermano. Mi mamá estaba en el estado de una hermana, pero todavía era mi mamá. El gran cambio fue mi nombre. Ahora era Cynthia Gale Logan, pero me llamaban Gale, excepto por la familia Ford, cuyo hijo Donald me llamó bebé Gale porque las familias estaban siempre dicíendole que debia ser bueno con el bebé Gale. Siempre me hacia reir durante los proximos años cuando la canción que *yo soy mi propio abuelo* fue escrito ~ podría yo relacionarme con la canción.

El hogar en que vivía estaba lleno de amor. Me convirtieron en el foco de todo el mundo. Mi supervivencia fue un milagro y para esta familia muy religiosa, tan católica que sin duda fue un regalo de Dios. Ginnie, la hija menor de Molly y Mac tenía doce años y pasaba mucho tiempo conmigo, ayudando a su mamá y mi mamá Marjie cuidar me. Ella me dijo más adelante en la vida que ella me llevaba al parque y un peine y cepille el pelo hermoso, negro y rizado y vestirme en todos los hermosos vestidos que había comprado para mí y también hechos por mi bisabuela en Chicago que era dueña de su propia tienda de sombreros. Ginnie me dijo en los años más tarde que para ella yo era como una muñeca viviente.

Mollie me consentía y le diría a todos en la casa que todo

lo que el bebé quería que ella debe tener. Realmente me encantó el tomate, y cuando iba a comprar a la tienda y llevarlos a casa, iba a atar una toalla alrededor de mi cuello, me puso en una silla al lado del fregadero, y me déjaba comer tanto como yo quería. Todavía me encantan los tomates, que son una de mis comidas favoritas.

No me gustaba ir a dormir por la noche. Me levantaba seguido y llamaba en voz alta para el que quiera llegar a recogerme de la cuna. Luego me iba a traer a la planta baja, y me llevaban en el coche, y querían recorrer la manzana hasta que me quedé dormida, y luego que me iban a traer de vuelta y me puso en mi cuna. Había captado realmente el corazón de esta casa y desde una edad joven sabía cómo llegar a responderme.

Molly era dueña de una gran cantidad de propiedades de alquiler y colectaba la mayoría de su renta desde su casa. Ginnie iría con ella y me traen a lo largo de recoger las rentas. A veces, Molly iría por ella misma y Ginnie se quedaría a cuidarme. Un día, cuando ella estaba cuidandome, yo llevaba un par de sus zapatos de tacón alto.

Empecé a bajar las escaleras del sótano con ella, tropezé y me callí. Ginnie inmediatamente me levantó y trató de conseguir que deje de llorar. Finalmente me calmó, pero no hasta que me leyó varios libros y me dio un caramelo de lo que yo quería. Yo tenía dos años en este momento y Ginnie nunca le dijo a nadie acerca de mi caída ya que parecía estar bien.

El año 1935 trajo muchos cambios a la casa ubicada por la calle Cedar. Mi abuelo (Mac) iba a morir. Una gran cantidad de tristeza llenó la casa; Ginnie estaba deprimida y no cantaba ni bailaba como ella lo hacia cuando su padre estaba vivo. Pasó mucho tiempo nomas sentada. Mi abuela (Molly) era una mujer fuerte, y aunque extrañaba mucho a Mac, que continuó funcionando el hogar y cuidar de su negocio de alquiler. Ella dependía más de Ginnie en busca de ayuda en la recolección de la renta y hacer otros recados para ella. Siempre he sido capaz de ir con Ginnie cuando estaba recogiendo la renta, que me gustó. Mi mamá empezó a salir con un hombre llamado Ernest Wilson, se casó con él en 1935, y tuvieron a su hija Elaine, que es mi media hermana. Salieron para mudarse a su propio lugar.

Un día, cuando Ginnie me estaba dando servicio de niñera, me compré un libro nuevo. Me encantó tanto el libro que yo le pediría a Ginnie que me la leyó una y otra vez. El libro fue titulado *Jardín de los versos de un niño*, y hasta hoy sigue siendo uno de mis favoritos. Entusiasmado con el libro, me bajé a ver a mi abuela. Cuando fui al comedor, ella estaba en el suelo. Me senté a su lado y le mostré el libro, pero ella no me estaba hablando. La llamé por su nombre varias veces, y luego llamé a Ginnie y ella bajó y tomó un manojo de llaves que estaba sobre la mesa del comedor y los colocó en la parte posterior del cuello de mi abuela. Molly a veces sufria de presión arterial alta y desmayos; presionando las teclas frías contra la parte posterior de su cuello por lo general la reanimaba. Eunice volvió a casa, mientras tanto, y me di cuenta que mi abuela no estaba respirando. Acabo de recordar un montón de emoción y llorando pasando en la casa. La siguiente cosa que recuerdo es que mi abuela estuvo acostada en una cama alta de raso, rodeado de un montón de flores. Mucha gente fue entrando y saliendo de la casa, todo el mundo triste y llorando. Entonces mi abuela se había ido. Tía Catalina se hizo cargo de la administración del hogar y el cuidado de Ginnie y yo.

El año anterior que se muriera mi abuela, había admitido un inquilino que era un buen amigo de la familia. Él era un hombre muy frágil y enfermizo que parecía tener un resfriado muy malo. Mi abuela hacia la sopa de pollo para él. Se quedó con la familia por un tiempo corto y luego se fué. Poco después de su llegada, la tía Catalina se dio cuenta de que todo el mundo parecía estar pálido y tenía una tos. Ella llamó a un médico y se sugirió que todos habían sido infectados por la nueva enfermedad y la mayoría temido, llamado el consunción o la tuberculosis. Como resultado, se nos dispersó por todo alrededor. Mi mamá (que tenía un bebé recién nacido) y Eunice fueron enviados al Sanatorio de Rutland del Estado en Rutland, Massachusetts. La bebé Elaine fue enviada a la casa de su abuela, Ginnie y yo fuimos enviadas al Sanatorio del Norte de Lectura del Estado de North Reading, Massachusetts. Mi tío Pablo se fue a Boston City Hospital. Tía Catalina se quedó con la tarea de limpiar la casa y deshacerse de todo o está tratando de venderlo. Esta era una tarea que fue difícil, ya que muchos no querían nada que ver con lo que a su juicio estaba contaminado. Me mantuvieron en observación en la lectura del norte durante un mes. Si bien no se encontraron signos de tuberculosis en los pulmones, lo hicieron descubrir que tenía un hueso saliendo en medio de mi espalda y por radiografiar la espalda vieron que estaba enfermo.

La tuberculosis no sólo infectó a los pulmones, donde era muy contagiosa, sino que también infectó muchas otras partes del cuerpo, particularmente en los huesos, ojos, oídos, glándulas, los riñones. Fue sólo contagiosa cuando en los pulmones por lo que podríamos estar todos en forma conjunta y no aislados.

Una vez más tuve que decir adiós a un ser querido. Yo había crecido apegado a Ginnie, y para mí tener que decir adiós incluso a las tres fue muy duro. Lloré hasta que ya no tenía nada en mí y me quedé dormida en el viaje desde Reading a Lakeville donde pasaría los próximos doce años de mi vida.

ADMITIDA AL SANATORIO
DEL ESTADO, LAKEVILLE

El 5 de octubre 1936, fue llevada de Reading del norte y llevadas a Lakeville Sanatorio del Estado. Yo estaba llorando, dando patadas y suplicandoles, no queriendo despegarme de Ginnie en el Sanatorio del Norte de Reading del Estado. Después de llegar a Lakeville me pusieron en una sala con nueve otros niños menores de seis años. Mi primera experiencia fue siendo llevada a un edificio en el que fui puesta sobre una mesa fría, donde me dijeron que iban a tomar mi foto. Después de muchas fotos que me trasladaron a otra habitación que tenía un olor terrible a la misma vez. Me pusieron en una mesa que sostenía mi cabeza, las nalgas y los pies, y vestida con una media de cuerpo. Me dijeron que iba sentir una sensación cálida y húmeda a medida que me iban a poner en un molde de yeso que debía mantener mi cuerpo bien y recto. Una vez que se inició con el yeso, yo sabía por qué la habitación olía tan mal. Cuando empezaron a poner en capas de yeso alrededor de mi cuerpo, que me sugirieron que levantara mi barriga hacia arriba lo más que pude para darme algo de espacio adicional dentro del yeso. Ellos pusieron una barra de hierro de unos cinco centímetros por encima de mis rodillas, y luego pegados en torno a ese para mantener las piernas separadas. Luego le cortaron la caja y le dieron la media alrededor de los bordes de la escayola, y cuando se hizo todo lo que iba hacer dijo que me veía hermosa. Cuando el yeso se seca, se me pasó por la parte superior del molde en el cuello y la barra entre las piernas, me pusieron en la camilla y me llevaron a la sala de niños. Me pusieron en un par de calzones de mezclilla sobre el reparto y el de Johnny blanco (una bata de hospital que se ata en el cuello y la espalda) y luego poner la correa de la plataforma a mi alrededor y me ataron en la cuna.

La rutina diaria de la sala de los bebés era el desayuno cada mañana a las siete y media. Este fue traído a nosotros en bandejas de metal, que tenía una cubierta de establecer en la primera hoja para la bandeja de no dejar marcas. Después del desayuno, que traería una palangana de agua para que lavaramos la cara, y nos cepillamos los dientes y teniamos el pelo peinado. Hay dos estilos de cabello, el personal decidió cómo el pelo se iba a peinar. Algunos tenían un clip holandés, mientras que el resto tenía una trenza a un lado. A las nueve de la mañana nos iban a salir en un porche de cemento de largo con los lados abiertos. La parte abierta era para las niñas entre las edades de seis a quince años que se encontraban en la sala de las niñas grandes, la porción de techo era para los niños más pequeños. Alrededor de las diez de la mañana nos traian el jugo de tomate y agua, y luego a las once regresábamos a la sala para esperar el almuerzo. Podríamos tener un libro para leer o una muñeca para jugar durante este tiempo. Después del almuerzo nos trasladaban a la galería desde la una hasta las tres. Este era el momento para nosotros para tomar una siesta. Cada uno de nosotros tenía la cubierta de tela que nos dejaron en nuestras bandejas de metal cuando comíamos, y que las doblaban y las ponian sobre los ojos para mantener la luz apagada para que sea más fácil para nosotros para conciliar el sueño. Yo realmente no me gustó esta parte de la rutina, como siempre he sido curiosa y quería saber qué estaba pasando en cada minuto. A los tres años que tendría el jugo de tomate y el agua y las cunas se trasladaban al interior de la sala. Nos poníamos a jugar y hablar y esperar a la cena que era a las cinco. De las seis a las siete, estábamos preparados para la rutina de la noche. Caras lavadas y cepillados los dientes, nos instalamos para la noche. Algunos de los niños que lloraban mucho antes de irse a dormir. Las edades oscilaban entre los seis meses a seis años. Se estarían llorando por sus madres y padres. Para mí las noches fueron lo más dificil.

MIEDO A LA OSCURIDAD

La noche me daba miedo, la oscuridad comenzaba a instalarse, a continuación, la quietud. Los niños entre sollozos, llamando para sus madres. La enfermera entraba y decia, "El silencio, todos," su sombra se veia clara en el suelo de color marrón oscuro en la luz de la luna, mi corazón lataba más rápido del miedo. De repente, oía un sonido chirriante, como la gran puerta verde que conducía a la terraza estaba abierta. Mi cuna estuva enfrente de una serie de dobles puertas francesas del personal utilizadas para llevar a los pesebres en el porche durante el día. Por la noche, me gustaba ver las brujas que vienen a través de la puerta. Ellos se estaría riendo, hablando y moviendo sus dedos en mí. Me tomaba la sábana y una manta y los envolvia alrededor de mi cabeza y cubria los ojos para no tener que verlos. Se sentaban en la esquina de las puertas y se ríen y hablan y le grito! Esto haría que la enfermera de turno en la sala que por ahora todos los niños que se mantengan despiertos y gritando. La enfermera venía a mi casa, tiraba de las mantas de mi cabeza, y se ponia a

14

preguntar cuál era el problema, y cuando yo le decía acerca de las brujas me diría que era mi imaginación y me decia que me vuelva a dormir. Esto sucedió una y otra vez, y una noche la enfermera entró y tiró las mantas de mi cama por completo. Ella dijo que no podía tenerlos de vuelta hasta que dejó de gritar y despertar a todo el mundo. Era difícil estar en la cuna sin las mantas, el miedo a que se hinchan en mi corazón. Sostuve mi mano sobre mi boca para que la enfermera no podía oír mis sollozos. Mi pequeño cuerpo estaba temblando dentro dell interior del molde de yeso pesado en cual estuvo encerrado. Las lágrimas fluirían en silencio por mis mejillas en las hojas hasta que finalmente me iba a caer a dormir por el cansancio.

Despertando en la mañana, me encuentro a mí mismo no sólo empapada de lágrimas, pero también de la orina. El frío durante la noche sin las mantas me haría a mojar la cama. Esto siempre significaba que iba a ser castigada. El castigo consistía en estar aislada. Nadie podía hablar conmigo, yo no podía jugar con cualquiera de mis juguetes, una pantalla que se coloca alrededor de mi cama, así que no pude ver el resto de los niños. Cuando el director médico hizo rondas con la enfermera a cargo, me iban a decir lo que era una chica mala por la creación de una perturbación y que, mientras yo seguía a hacerlo, me gustaría ser castigada. Cuando llegó la noche me encontré de nuevo sin las cubiertas. Me dijeron que no habría una sábana y una manta para mí hasta que aprendíera dejar de gritar y molestar a los demás niños. A los cuatro años era una cosa bastante difícil de hacer. Yo era capaz de contener a los miedos y los gritos de unas cuantas noches, entonces el miedo se regresa y yo estaría repitiendo las mismas cosas de nuevo. Cuando traté de averiguar quién las brujas eran, me di cuenta de que parecía que eran algunos de los médicos y enfermeras. De hecho, se parecía mucho a las que yo tenía miedo de la luz del día. Mi mayor temor era que abriría las puertas y entrar y coger me.

Traté de escuchar lo que estaban hablando. Tenía miedo de mirarlos directamente a ellos en caso de que me vieran. Les oía hablar de la cirugía para mis amigos Angie y Romero, quien se habían trasladado a la sala de las niñas grandes. Además, se habló de las chicas que iban a casa. ¡Oh, el anhelo en mi corazón de que sería de mi! Nunca los oí mencionar mi nombre.

LA CRUZ DEL BEBÉ

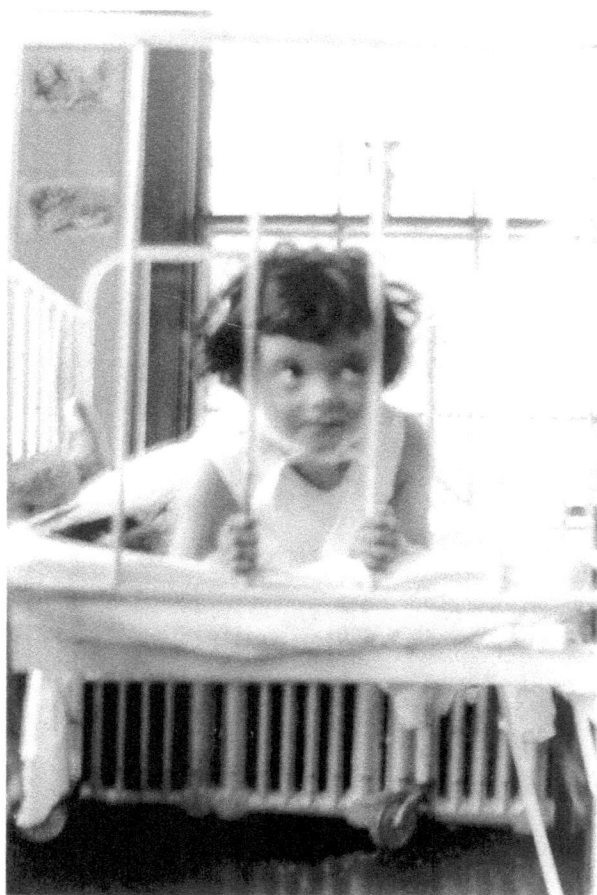

Me asomo de mi cama a través de grandes ojos castaños enmarcados por el pelo negro azabache. Mi pequeño cuerpo está encerrado en un molde de yeso desde el cuello hasta las rodillas, como me acuesto sobre mi vientre, encaramado en los codos. Esta es la visión del mundo que experimentará durante los próximos doce años.

¿He dicho la cama? Era una cuna con barras de metal en todos los lados. Me ataron en esta cuna con una correa de delantal, que tenía cuatro lazos a cada lado atado a las barras laterales de la cuna y dos lazos que ataban alrededor de mi cuello y luego a las barras delanteras de la cuna. Yo no podía salir si quería, sólo cuatro años de edad, incapaz de correr y jugar. La expresión de mi cara era una de la determinación, diciendo al mundo que yo podía hacer frente a todo lo que estaba por venir.

Se podía ver en mis ojos grandes marrones las preguntas que se encuentran al fondo de mi corazón. ¿Cómo llegué aquí? ¿Qué me pasó? ¿Por qué no fui capaz de correr y jugar como los otros niños? ¿Por qué no está mi madre aquí? Realmente la necesito aquí conmigo. El molde de yeso era tan pesado, mis codos se irritaban por el roce de las sábanas.

Yo tendría un visitante cada mes, una señora alta y delgada, era mi tía Eunice, hermana de mi madre. Le pregunté dónde estaba mi madre y ella dijo: "Ella está muy enferma." Dijo la tía Eunice que iba a visitar a mi madre después de sus visitas y le decía todo sobre mí. Ella me dijo que tenía grandes ojos marrones como mi mamá y su voz dulce canto. Ella era como un mensajero que traería la buena noticia de ida y vuelta. Yo le pregunté si le traería algún día, cuando mamá se amejoraba. Ella me lo prometió. Ella me daba un gran abrazo y cuando ella me dejaría me ponia a llorar. Yo la extrañaba mucho cuando se iba. Ella era tan agradable y olía tan bien y que me hacia reír, pero sobre todo eran los abrazos. No podía sentir mucho en la parte superior de la escayola, pero yo sabía que me sentiría bien.

La respuesta a todas las preguntas que estaban en mi mente se responde a algo en el poema que es el título de mi libro, "La Cruz del bebé," escrito por mi mamá. El poema fue escrito después de una de las visitas conmigoí y luego a mi mamá de la tía Eunice, que le había traído el mensaje junto con la imagen.

La Cruz Del Bebé

Sus grandes ojos marrones brillan con picardía.

(A medida que se ponian cuando perseguia a su gato.)

¡Dios mío, ¿por qué pensaba en eso?

Ella preguntó hoy por él y contemplaba,

"¿Sabía ella Saunders a echar de menos mientras ella

estaba fuera?"

El gato murió, pero que nunca conoció

Los dolores de la infancia deben ser tan pocos.

Sin embargo, el yeso se extiende desde los hombros fuertes

para las rodillas

Y, cuando uno piensa en ellos, y muchas otras cosas,

¿Cómo se ríe alegremente, lo dulce que canta.

A continuación, cuando su pequeña historia de sus

deseos se hacen,

Ella susurra, con seriedad, "Algún día voy a correr y correr."

Hasta el momento de que nadie me puede atrapar de nuevo.

Con un suspiro, su corazón triste le susurra de nuevo-AMEN

Por Marjorie Wilson Logan a Gale 11/16/36

En la memoria de la visita de Eunice a mi querida Gale

LA MUÑECA DE CABEZA

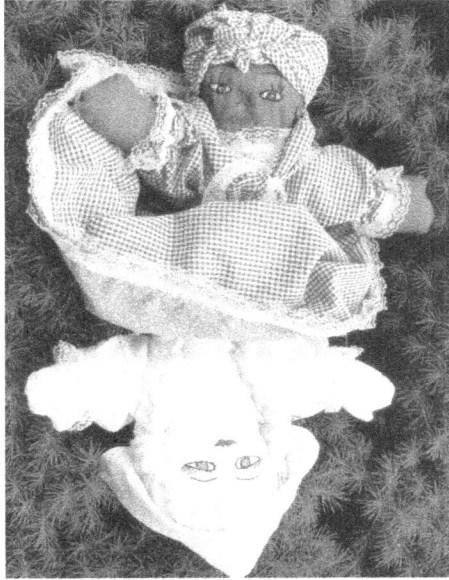

En la primavera de 1937, recibí la visita de una bella dama con el pelo negro y ojos marrones. Ella tenía un vestido rosa encendido y olía tan bien. Yo no recuerdo haberla visto antes. Ella me dijo que era mi madre, yo no era capaz de recordarla. Yo ya había estado en el hospital por menos de un año y fue visitada por Eunice, pero nunca por esta señora que se llamaba a mi mamá. Ella dijo: "Tengo una sorpresa para ti." Ella me entregó una bolsa y dentro de ella se encontraba una muy suave muñeca. La muñeca se parecía a Aunt Jemima, un personaje de uno de mis libros de cuentos. Tenía un pañuelo rojo y negro comprobar empatados en la cabeza y un vestido rojo y blanco marcada con un chal atado alrededor de sus hombros. Era del mismo color que mi amiga Marianne, y le dije a mi mamá que le iba a nombrar a la muñeca después de mi amiga. Me abracé a la muñeca y le di las gracias a mi madre por haberla traído a mí. Ella me dijo que debía girar la muñeca hacia abajo y ver qué pasaba. Yo lo hice y en el otro extremo estuvo una muñeca, ella era una chica Holandesa de trenzas rubias y un vestido estampado de color azul con flores de color rosa. Llevaba un sombrero blanco Holandés que parecía muy similar a uno de los sombreros de la enfermera, con la excepción de que la enfermera tenía una franja negro en ella. Me extendió la mano y le dio a mi madre un gran abrazo y un beso, y cuando me soltó me di cuenta de una lágrima por su mejilla. Esto me hizo triste. Cuando llegó el momento de irse, se despidió y me dijo que sea una buena chica y hacer lo que las enfermeras me dicen que hiciera. También me dijo que para asegurarse de que saludé a Dios todos los días. Me pregunté quién era Dios, sin embargo, me comprometió a saludar a Dios para hacer feliz a mi madre. Luego se volvió a salir, me puse a llorar, pero no en voz alta como yo no quería que ella me escuche. Miró hacia atrás y saludó. Yo recuerdo haber sentido lo que conocemos hoy en día es la soledad. Me abracé a la muñeca que ella trajo, sin saber que nunca volvería a ver a mi madre de nuevo. Me aferré al cierre muñeca a mi escayola y la abrazé con fuerza en mis manos. Esta muñeca fue el mayor consuelo para mí a través de los próximos años. Cuando por fin salió del hospital, mi tía Catalina no me dejaron traer a mis juguetes. Ella dijo que tenía que dejarlos, ya que puede tener gérmenes en ellos. Le dije: "Bueno, tengo que traer a mi muñeca de cabeza de Marianne conmigo," y ella dijo: "No," Mi corazón estaba pesado. Yo no quería dejar a esta muñeca detrás mientras ella era mi consuelo y conocía todos mis secretos, miedos, esperanzas y sueños. Toda mi súplica y la mendicidad me hizo ningún bien. La muñeca se quedó atrás.

Más adelante en mi vida, mi esposo y yo buscamos

tiendas de antigüedades en busca de una muñeca de cabeza.
Yo describiría la muñeca a los dueños de la tienda, y aunque
se sabía de lo que estaba hablando y que continuó
escuchando la misma respuesta una y otra vez: "Lo
sentimos, no tenemos una." Yo le preguntaría si sabían de
los proveedores que la hicieron. La respuesta era siempre la
misma-no. Después de muchos años de búsqueda, mi marido
me propuso hacer una, pensó que sería muy terapéutico para
mí. Estuve de acuerdo en intentarlo. Un amigo me había
regalado un libro en la fabricación de las muñecas de cabeza
unos años antes y me había hecho una para mi nieta. Me fui
a la tienda de telas al día siguiente, recogi todo el material
para la muñeca y volvi a casa y el empezó con ella. Se tomó
cerca de cuatro días para su creación. Tenía que bordar su
cara (o caras) por adelante y tratar de recordar lo tanto a que
se parecía. Me encontré a mí misma pasando por un montón
de emociones, enfadada que había quedado atrás y solo para
mi madre y, al mismo tiempo, muy contenta de estar creando
mi muñeca perdida. Cuando terminó ella era tan hermosa y
me sentí muy satisfecha. Yo tenía la muñeca y la abrazé por

un rato muy largo. Los recuerdos destellaron en mi mente el día cuando la hermosa dama vino a visitarme y me trajo a la muñeca. Era su última visita a mí, y la última vez que fui a verla cuando ella murió a la edad de veinticuatro años.

PASANDO A LA SALA DE LAS *BIG GIRLS*

Justo hasta los seis años de edad, las cosas continuaron de la misma en la sala de bebés. Yo perdí el miedo de las personas que se sentaban por la noche. Todavía lo hizo, pero he aprendido no sólo a mirar o escuchar a los mismos. Por último, el 14 de noviembre de 1939, llegué a la edad de seis años y me dijeron que sería trasladada a la sala de las niñas grandes. Este fue un día realmente emocionante para mí. Me aseguré de que mi muñeca de cabeza de Marianne vino conmigo. Ellos empacaron todas las otras muñecas y juguetes que tenía y me sacó de ruedas en una camilla a mi nueva cama en la sala. La cama estaba hecha de hierro blanco como la cuna, pero no tiene partes en él. Sin embargo, estaba atado todavía con la correa de delantal. La cama tenía una bolsa de tela atado al pie de cama que tenía un montón de bolsillos, y que podía mantener algunas de mis cosas especiales como libros para colorear y lápices de colores en el mismo. Incluso encontré una bolsa en lo suficientemente grande para mi muñeca de cabeza. La habitación parecía tan enorme para mí, tenía un techo muy alto y dos filas de ventanas a través de uno de los lados de la sala, uno encima del otro, con una extensión de la pared en el medio. Fue muy bonito como se podía ver el cielo, el sol, la luna y las estrellas por la noche. También se puede observar a los pájaros en los árboles y ver los aviones mientras volaban por el. La habitación era tan grande y espaciosa en comparación con la sala de bebé. Había diecisiete otras camas en la sala, nueve de cada lado con una mesa cuadrada de roble entre cada cama, donde podíamos poner un poco de nuestras cosas. Este fue un movimiento muy emocionante para mí, había más amigos con quien hablar y jugar con y porque tenía pocos visitantes o no, los visitantes de los otros niños que venian a hablar conmigo. Mi amiga Angie estaba junto a mí y mi nueva amiga Phyllis estuvo un par de camas por abajo.

Lo siguiente que ocurrió fue que se sacaron del molde y pusieron en una bota de yeso que iba desde los hombros hasta justo por encima de mis muslos. Esto fue maravilloso ya que ahora puede pasear y visitar a los otros niños. Yo podría salir a la calle en el porche y jugar juegos como el semáforo en rojo, pasos de gigante, y toda la infancia, además que nadie podía pensar en los juegos. Mi cosa favorita para hacer en el porche era correr arriba y abajo cuando sólo se convirtió en oscuro y tiene la luna que me persiguen de ida y vuelta. Yo iría hasta que estaba agotada y que sería hora de entrar a cenar. Yo no tenía para comer en la cama una vez que estaba de pie y caminando, y yo comía en una mesa con los otros niños que estaban arriba y alrededor. De alguna manera la comida sólo tenía mejor sabor cuando no tenía que estar en la cama y comerlo. Uno de mis cenas favoritas era una que tendríamos el domingo. Fue el puré de papas, carne y guisantes, y siempre tendría la sandía pepinillos corteza con ella. Nos gustaría tener mi postre favorito (helados), y luego después de la cena a la enfermera a cargo pasaría a cabo una o dos piezas de dulces. Hemos sido capaces de permanecer hasta las siete y media de la noche y que luego podíamos ir al baño y para lavarse la cara y cepillarse los dientes y prepárate para la cama. A veces, la operadora de turno nos cuentan una historia, si no estaba demasiado ocupada. No fue tan oscuro en la sala de las niñas grandes como la luz de la oficina de la enfermera y la cocina brilló en la gran sala. Cuando el tiempo era bueno que se tomarían para las caminatas en la mañana durante una hora y luego otra vez por la tarde. Eran tan especial. Me encantó la primavera, ya que pudimos recoger violetas y lirios del valle. Una de mis cosas favoritas para hacer era ir al espacio de la magnolia grande y simplemente sentarme en la rama inferior y ver el juego de los otros. Era acogedora y olía bien allí. También puede ver que me cansaba en los paseos por lo que este sería un buen lugar para que descanse. Yo no quería dejar saber al asistente de que yo estaba cansada porque tenía miedo de que no me dejaba nunca más salir a caminar. Tuvimos que caminar de dos en dos, siempre de la mano de uno de los otros niños. Yo por turnos un día iba a caminar con Angie y la siguiente con Phyllis. Un día mientras caminábamos vi unas ovejas y me preguntó si podía tomar algo (siempre y cuando se fueron las flores silvestres se nos permitió recogerlos). Me dijeron que sí. Como ya habia recogido las flores me seguía sintiendo un ardor en mi mano, y yo sólo se lo frota y luego ambas manos, comenzó a arder.

Cuando miré vi unas abejas en las manos. Me había metido en un nido de abejas. Empecé a gritar, y me fui corriendo de nuevo a la sala y me dieron una medicina. Se me hinchó y me picaba tan mal dentro del yeso que se empezó a verter la loción de calamina debajo del yeso hasta que se podría conseguir que el médico venga y lo cortó. Dormí el resto del día, porque el medicamento que me dieron para la comezón me provocó mucho sueño. Yo estaba bien al día siguiente, pero nunca tomó las bandadas de nuevo.

En el verano si estuviéramos de pie y caminando podemos ir a los asados de weenie que tenían una vez al mes y cocinar nuestros propios perros calientes. Eran tan deliciosos. Podemos incluso tostar malvaviscos. Ellos permitieron que los chicos de barrio de los chicos a venir también. Fue una nueva libertad para mí y me encantó cada minuto de él. Ahora, cuando nos fuimos en el porche de nuestro tiempo por la mañana y nuestro tiempo de descanso de la tarde, mi cama, sería por debajo de la azotea. Fui capaz de ver todo como estaba a la intemperie.

Después de la visita de la señora que me trajo a la

muñeca hacia abajo, yo esperaba que el tiempo entre uno y tres de la tarde cuando se movía la cama en el porche y tuvimos lo que se llamó horas de descanso. Tuvimos que taparnos los ojos con un paño para mantener la luz apagada y espero que se duerma. Siempre me pondría la ropa para que pudiera alcanzar su punto máximo a su alrededor y ver lo que estaba pasando. Me gustó ver el humo que salía de la chimenea de gran tamaño que estaba fuera en la distancia. Me preguntó un día qué era y me dijeron que era el generador que mantiene toda la energía que va en el hospital. Me pareció que el humo es muy reconfortante. A veces sería blanca y esponjosa como las nubes y otras veces sería gris y oscuro.

Los días que era blanco y esponjoso que se le ocurriría que estaba flotando lejos, muy lejos del hospital, no tener que volver.

Para mi sorpresa un día, mientras veía el humo blanco ondeando fuera de la chimenea, vi una forma de una mujer hermosa en un vestido largo blanco con el pelo negro y una sonrisa como un ángel. Ella me saludó y me dio una gran sonrisa. Sentí una paz se apoderó de mí que era casi inexplicable. Ella me dijo alto y claro que ella siempre estaría conmigo, y yo la veía cada vez que me veía en el humo. Me di cuenta de que la cara que estaba viendo era la misma cara de la señora que vino a visitarme y me trajo a mi cabeza especial por la muñeca. Yo quería hablar con ella y darle las gracias por esta muñeca que me gustaba mucho, pero tan pronto como me trató de llegar a ella se vuelven a desaparecer. Les rogaría, "Por favor, vuelva aquí. Yo quiero tocarte. Quiero hablar con usted." Ella flotaría y se ponia a sonreír hasta que llegó a la cima de la nube de humo que parecía ir a la derecha hacia el cielo azul. Yo sabía que ella iba a entrar en el cielo. Me encantaba ir a la galería y que trataría en otras ocasiones a verla en la nube de humo. Fue sólo en el tiempo entre dos y tres de la tarde que iba a hacer su aparición. Algunos días me sentia tan sola y me ponia a llorar cuando entraba en el cielo con el humo. Tenía tantas ganas de decirle todas las cosas que estaba haciendo y para oler su perfume nuevo y sentir su beso en la mejilla. No puedo recordar cuánto tiempo la vi en esa nube de humo. El tiempo no fue un factor importante cuando usted tiene seis años de edad y por la que se en la cama sin poder correr y jugar. Sólo sabía que ella era muy especial y yo la amaba.

Yo iba a saber muchos años después de que el momento en que empecé a verla fue después de que ella había muerto, no mucho tiempo después de que ella me trajo a la muñeca. Ella era mi madre, este ángel que estaba viendo en el humo. Todavía parar y hacer una pausa y mirar a una chimenea cuando voy por uno. Cuando el humo se conduce a través de la pila miro para ver si tal vez, sólo tal vez me podría echar un vistazo a este ángel que yo sé en mi corazón era mi madre. Esperemos que voy a verla de nuevo en su vestido que fluye simplemente flotando en la nube de humo. El dolor de querer tocar, ver y oler el perfume y sentir el beso nunca se ha ido. Todavía siento que desembocan el sentimiento de soledad en mi corazón en un cálido día de verano cuando las nubes son esponjosas y veo una chimenea se eleva en el cielo. Me lleva de vuelta a los días de tratar de atrapar a esta persona hermosa que me sentí tan conectado y quería hablar. ¿El dolor desaparece alguna vez?

Yo no tenía muchos visitantes en la sala de las niñas grandes como la tía Eunice tuvo que ir al hospital otra vez. Las enfermeras me vieron llorando un día y me preguntaron por qué. Yo les dije que estaba muy sola cuando todos los otros niños tienen a alguna persona a visitar y no podia. Me sentiría muy triste. Señalaron algunos de los otros niños que no tenían los visitantes y me preguntaron si me gustaría pasar tiempo con ellos. Esto me hizo sentir especial. También les pedi pasar tiempo con los hijos que lloran cuando sus visitantes se irían. Siempre los podía hacer reír. Realmente me encantó hacer muecas y que sólo se reían tan fuerte (que me llamaban el payaso de hospital) y decian: "Hacer otra cara graciosa." Me gustaría pasar mucho tiempo fuera en el porche en el camino del buen tiempo buscando en el camino a través de las mamparas de cristal para ver si tenían los visitantes que vienen. Yo deseaba tener mis propios visitantes. No importa lo mal que me hice, siempre me sentí mejor cuando me subia y bajaba por el porche, a pesar de las lágrimas que se rodaban por mi rostro, me pareció que para ser un alivio para mí simplemente me ponia a correr y correr.

Cuando septiembre de 1940 dio la vuelta tuve la edad suficiente para empezar la escuela. Este iba a ser un día muy emocionante para mí. Sólo había tres de nosotros en el primer grado. Ellos correrían nuestras camas en el porche en el buen tiempo y el grupo juntos, y ansiosamente esperaba a nuestro maestro por venir. Había tres maestros que vinieron y se enseña en el hospital. Tenía la esperanza de que tendría la persona que para mí era tan hermosa que tenía el pelo rubio y se pondría reales vestidos bonitos. Cuando llegó el día en septiembre, con toda seguridad esta bella dama iba a ser mi maestra. Su nombre era la señora de Jay, y ella nos dijo que todo lo que se va a aprender el primer año de la escuela. El vestido que llevaba ese día fue uno que me gustó mucho. Era de color rojo con grandes lunares blancos. Me hizo pensar en el vestido que llevaba Minnie Mouse. Ella tenía el lápiz labial de color rojo brillante y las grandes pendientes y un collar blanco. Olía como el lirio del valle de las flores que iba a recoger en la primavera. Llevaba un montón de rosas y azules y vestidos con flores grandes. Yo la respetaba y admiraba a ella. Yo estaba ansiosa por empezar. Lo primero que aprendí fue el alfabeto y la impresión de nuestros nombres. Yo estaba todavía en el molde para el cuerpo, así que tuve que aprender a escribir de espaldas. Esto se hizo mediante la celebración de una pesada pieza de cartón con una mano, el papel iba al lado, y luego escribía. Mis brazos estaban hacia arriba en el aire como me gustaría escribir. A veces me quedaba muy cansada, pero la señora Jay me dejaba descansar. A continuación, comenze a aprender los sonidos de las vocales. Estaban en las tarjetas de manila que se sostiene, y todos tuvimos la oportunidad de pronunciarlas. Estaba llegando a ser realmente capaz de poner las vocales con las consonantes, cuando mi escuela fue interrumpida. Ya era hora de que yo tuviera mi primera cirugía en la espalda. Los médicos me explicaron que después de la cirugía del hueso que sobresalía en mi espalda sería agradable y plana.

LA PRIMERA CIRUGÍA

El día antes de la cirugía se llevó a cabo la enfermera que fue segunda a cargo nombrada Miss Currie y que me gustó mucho vino con una bandeja que tenía todo tipo de cosas envueltas en ella. Botellas de lo que parecía jabón, uno con una solución transparente, cinta adhesiva, y varias otras cosas. Mi corazón empezó a latir con fuerza no tenía idea de lo que iba a estar pasandome a mí.

Ella me explicó que iba a afeitarse la espalda y la pierna izquierda y hacer todo bien y estéril para mi cirugía. Ella comenzó a verter el jabón en el plato. Ella lo llamaba jabón verde. A continuación, me lavó la espalda con ella y empezó a afeitarse todo el cabello puede ser en mi espalda. La maquinilla de afeitar me hizosentír muy extraña. Se limpió la espalda con el líquido transparente llamado el alcohol, que hacía mucho frío. Ella abrió un paquete pequeño y cerrado de tela y lo envolvió todo alrededor de mi vuelta a mi estómago. Ella hizo lo mismo con mi pierna. Tenían que quitar un hueso de la pierna y el injerto en mi columna vertebral para reemplazar la parte del hueso en mi columna que estaba enfermo. Ella me dijo que iban a hacer la cirugía a las ocho de la mañana, y que debo comer una buena cena, ya que no sería capaz de comer cualquier desayuno en la mañana. Después de la cena la enfermera llegó con un recipiente grande de metal con un tubo largo de goma roja al final y me dijo que tenía que tener un enema. Esto sin duda era un procedimiento muy desagradable, comencé a vomitar y se sentía como si mi estómago iba a estallar. Me alegré cuando este había terminado.

Cuando las luces se apagaron alrededor de las ocho de la noche empecé a tener ese miedo que tendría cuando las brujas se me aparecían en la sala de los bebés. ¿Qué va a pasar a mí por la mañana? ¿Es doloroso? Voy a estar enferma? Decidí que el vómitar no era mi cosa favorita de hacer. Finalmente me quedé dormida sintiendo sola. Llegó la mañana y me llevaron a la habitación en cual me pusieron en cuando me portaba mal y otra vez que me habían limpiado la espalda y la pierna con el jabón y envolvieron las áreas de arriba. Se llevaron a uno de la bandeja que cubre puesto en nuestras camas para poner las bandejas de metal en la cabeza y envuelta en ella como un turbante. Luego me pusieron en una camilla y fui trasladada al edificio del quirófano. Los niños estaban diciendo adiós. Mis nuevas amigas Angie y Phyllis dijeron: "Adiós. Te amamos, Gale. Nos vemos pronto." Me volvieron a ver? Seguro que senti mucho miedo por mí, como todo lo que estaba ocurriendo no era bueno.

El cirujano era un médico de la gran hospital de Boston llamado Hospital General de Massachusetts, él me miró con una gran sonrisa y dijo: "Hola, Gale. Soy el Dr. Van Garden," como él me dio una palmadita en la cabeza. "Vamos a repararte y que estarás bien." Ellos me trasladaron a una mesa muy fría, me amarraron hacia abajo, y me dijeron que cuente hasta diez. Como ya he contado, un cono de goma redonda me colocaron sobre la nariz y la boca. Olía horrible! Traté de mantener sobre la mesa porque me sentía como si estuviera a punto de flotar fuera de ella. La siguiente cosa que supe me desperté en una habitación pequeña otra vez en el pabellón de mujeres, completamente sola. Una enfermera que nunca había visto antes entró y me dijo que acababa de regresar de mi operación y que pueda sentir un poco enferma. Ella me mostró la cuenca de metal con forma de riñón al igual que en el estómago tenia náuseas. Sentía la boca como el algodón, en cuestión de segundos empecé a estar enferma y esto se prolongó durante dos días. Yo tenía mucha sed, pero tenía miedo de beber nada porque yo no sería más que enferma de nuevo. Ellos me trajeron hielo picado; lo chupe y de alguna manera llegué a través del tercer día. Yo no estaba en la escayola, pero en una concha que iba desde el cuello hasta los dedos del pie. Cuando yo estaba en mi espalda que se retirara el medio superior. Cuando me pasaron en mi estómago que lo harían correa de la parte superior y gire sobre mí. Yo estaba en lo que se llamó caballos, que sólo parecen pequeños caballetes. Esto me mantiene en el aire y que sólo podría deslizar el orinal debajo de ella. En el tercer día tuve la oportunidad de comer. Yo tenía miedo de estar enferma, así que comía muy lentamente, y cuando me enteré de que iba a estar bien, me hizo muy feliz. No me gustaba la sensación de la parte superior del molde cubierta por poner y que me iban a darme la vuelta. Siempre he sido de tanto miedo de que me iba a caer. Lo único bueno fue cuando me dieron vuelta sobre mi vientre y me quitaron la cáscara de nuevo. Me gustaría conseguir un masaje en la espalda donde quiera que el vendaje no era y eso me gustó. También puede simplemente colocar un libro en la cama y leer es más fácil que la celebración de los brazos en el aire. Los caballos de madera que me levantó de la cama le dio un espacio para un libro que se coloca directamente sobre la cama. No pude leer mucho, pero miraba las fotos. Yo estaba en la sala privada para dos semanas. Un día oí que las enfermeras decian que habia llegado el momento para eliminar los puntos de sutura en la espalda y la pierna. De nuevo la ansiedad se acumulada. Llegaron a la sala con una bandeja de metal con instrumentos de metal y me quitaron las vendas en mi pierna y comenaronó a quitar los puntos. Esto no fue una sensación muy agradable. La enfermera se sentía al decirme cuántos eran y cada uno los contaba, ya que cada uno se retiró me harían sentir mejor. Se acaba de plantear la anticipación de la próxima a venir, y mi corazón latía con fuerza justo. Mi boca estuvo seco y yo estaba segura de que iba a vomitar. Lloré y le pedi un poco de agua, pero tuve que esperar hasta que terminara. Me quedé tan quieta como pude con los ojos cerrados hasta que todo había terminado. Nunca sentí el dolor después de la cirugía, pero con los puntos de sutura a cabo era espantoso y muy doloroso, no algo que pronto me iba a olvidar. Ellos me dijeron que tenía que esperar un par de días para asegurarse de que no había infección, entonces yo iría a tener el yeso en el cuerpo vuelven a poner en desde el cuello hasta las rodillas y que se quedaría de esta manera durante los próximos seis meses. Me sentí muy feliz cuando esta se llegó el día, ya que fue el mismo día que iba a volver a la sala de las niñas y estar con todos mis amigos de nuevo. La mayor parte de todo lo que sería capaz de ir a la escuela otra vez. Yo estaba tan emocionada de empezar la escuela de nuevo y ver a mis amigas. No me gustaba tener que quedarme en la cama, yo echaba de menos salir al porche y corria con la luna. Pronto llegó otro cumpleaños, ya era 1940.

La Espiritualidad Entra En Mi Vida

En cuanto las siete de noviembre de 1940 marcó el comienzo de mis enseñanzas espirituales. Estas enseñanzas se iniciaron cuando me dijeron que yo era católica. Me gustaría empezar a asistir a clases de catecismo y aprender las oraciones en la preparación de mi primera comunión.

Cuando el día de inicio de las clases por fin llegó, fue emocionante y aterrador al mismo tiempo. Sería un grupo mixto, compuesto por mí y varios muchachos que también eran católicos y estudiaban el catecismo conmigo.

Esta sería la primera vez que iba a estar con los chicos, y me encontré que se sentía muy tímida. Las clases se llevaron a cabo en el vestuario de los chicos. Me rodaron en una camilla. Mirando a su alrededor, descubrí que de cada seis de nosotros, yo era la única niña en la clase. Cuando me hablaban mi voz salió como un susurro, y los chicos se reían. Mi cara se ponía toda sonrojada. Cuando yo trataba de hablar de nuevo mi voz rechinaba y más risas prevalecerían. Me tomó cerca de cuatro lecciones para mí, para instalarse y estar cómoda. Me cuentan los días hasta la próxima lección.

Yo estaba aprendiendo algo muy interesante que daría forma a mi vida para siempre. Que se me enseñaba acerca de Dios el Padre, una persona muy especial para mí, que siempre estaría allí, aunque yo no podía verlo. Había un sentimiento de paz llenando mi corazón para saber que yo podía hablar con alguien y pedir ayuda en forma de lo que se llamaron oraciones.

Esta fue la mejor cosa que me habían enseñado, me gustó mucho esta enseñanza Católica. Qué regalo tan maravilloso. "Él es nuestro Padre," dijo el sacerdote. "Usted puede hablar con él en cualquier momento y Él estará allí para usted. Usted no puede verlo, él está en el cielo."

"¿Dónde está el cielo?" Pregunté.

"En el cielo." Fue la respuesta del sacerdote.

"¿Hay una madre?" Pregunté.

"Sí, hay, ella es María, la Madre de Jesús y ella contesta las oraciones también. Cuando usted hace su primera comunión se le dará unas cuentas especiales para poder usar y a rezar a María."

Mi mente daba vueltas, mi imaginación estaba corriendo

por todo el lugar, y sin duda tuve un buen año. Inmediatamente tuve padres. Dios puede ser mi papá y María mi mamá. Había leído acerca de fantasmas y espíritus que en mi mente infantil que es lo que eran para mí como yo no podía verlos, pero sabía que estaban allí. Nosotros usamos para poner una sábana sobre nosotros y fingir que eran fantasmas, la visión que yo tenía de Dios y de María era uno de ellos con ese aspecto. Imagina a los padres que nunca se fueron, nunca tener que decir adiós. Yo no podía esperar para volver a la sala para decirle esto a los otros niños. Para decirles que cuando sus padres se fueron de ellos no tienen que sentirse mal y llorar, porque mis padres nunca nos dejaron, vivían en el cielo y me gustaría compartirlos con todos.

El sacerdote también dijo que Dios estaba en todas partes, así que sabía a ciencia cierta que nunca me dejó. Yo no tenía por qué estar triste cuando los niños tenían otros visitantes. Yo tenía mis propios visitantes, no pasó mucho tiempo antes de que yo estaba sintiendo tan a gusto con mis nuevos padres. Me encuentro a mí misma hablando con ellos por largos períodos de tiempo y diciendoles de todas mis esperanzas y sueños, y pidiendo favores pequeños, no sólo para mí sino para los otros niños.

La parte más maravillosa de tener padres como Dios y la Santísima Virgen María fue que nunca se molestaron conmigo, y yo se que estaba aprendiendo sobre el poder de la oración. Realmente funcionó. Los otros niños me pedían hablar con mis padres especiales y pedirles las cosas que ellos querían. Sin saberlo, me estaba formando mis propios grupos de pequeña oración y pidiendo cosas como ayudar a alguien a levantarse y caminar o hacer que alguien venga a visitarlos, para su sorpresa, estas peticiones fueron contestadas. Estaba tan emocionada cuando una oración se respondió que me encontré deseando a orar más y más.

Más tarde en la vida he relacionado con este versículo de la Biblia: "El niño crecía y se fortalecía en espíritu" (Lucas 1:80). Hice mi primera comunión en mayo de 1940. Mi tía Catalina llegó con un hermoso vestido blanco que ella había hecho para mí y un casco blanco con un velo que era tan bonita. Mirando en el espejo pensé que se parecía a María, pero tía Eunice me dijo que parecía a un ángel. Me detuve y pensé por un momento y me di cuenta que tenía que parecerse a la dama en el humo. Este pensamiento me hizo sentir caliente por todas partes y por un momento que podía oler su perfume.

Al igual que el sacerdote había dicho, me trajeron unas cuentas especiales llamadas cuentas de un rosario y me estaban enseñando a decir que después de que el servicio de la comunión. Las perlas eran rojas como rubíes y tenían una bolsa de terciopelo rojo para mantenerlos adentro de el. Podía mantenerlos escondidos bajo el colchón de mi cama para que pudiera llevarlos a cabo y orar con ellos en cualquier momento que yo quería.

Me sentí tan diferente ese día, mientras caminaba para recibir la comunión. No sabía muy bien, y yo estaba tratando de evitar que se golpearan los dientes (se nos dijo que no permitir que eso suceda). Se quedaba pegado en el techo de mi boca y yo quería un vaso de agua, es tan malo. La sensación de no tener que estar sola de nuevo se apoderó de mí como una cálida manta grande, me sentía tan cuidada y amada. La comunión se llevó a cabo al aire libre en el jardín del frente del hospital, había flores por todas partes y el olor a violetas y lirios del valle en el aire era simplemente hermoso. Me sentí muy muy especial. Mis padres estaban mirándome. Yo sabía que ellos estaban contentos porque había aprendido mis oraciones y había sido muy bueno a la espera de este día tan especial por venir. Este fue el día que daría forma a mi vida de la espiritualidad para siempre. Este fue un día de amor, esperanza, paz, y una fe firme para siempre. Todavía tengo la fe fuerte que tuve ese día tan especial. Me sentí llena del amor de mi familia y mi familia espiritual y el universo a mi alrededor ese día. El sol brillaba, había algunas nubes esponjosas en el cielo, y allí estaba el olor de las flores y la hierba verde. ¿Cómo pude haber querido más? De alguna manera se sentía como lo que me imaginaba el cielo a ser como eran Dios y vivir María. Iban a ser mis compañeros amorosos para el resto de mi vida, y siento su presencia al momento de escribir esta historia.

Una Mirada a la Rutina de la Vida Diaria en Lakeville

Nuestros días en la sala de las niñas grandes que comenzará alrededor de las seis de la mañana. Venían y tomaban nuestra temperatura y el pulso para asegurarse de que nadie estaba enfermo. Entonces, todos haríamos cuñas o si estábamos de pie y caminando nos volveríamos a ir al baño. Luego, pasaría a lavabos y nos dan nuestros cepillos de dientes y pasta dental. Los cepillos de dientes fueron llevados en una bolsa de lona con nuestros nombres en cada bolsillo.

A las siete ellos se venian por ahí con las bandejas de desayuno. Había tres de nosotros en el momento que podría ser hacia arriba y alrededor. Yo era uno de los tres. Tenían una mesa tipo banco con las piernas que podrían ser recogidas y plegadas contra la pared. A los tres de nosotros nos podian servir nuestras comidas en este banco. Es necesario equilibrar justo para las piernas que no se plieguen abajo. Yo siempre era la que estaba sentada en el medio porque yo era la más pequeña. Uno de los niños que se sentaba con nosotros siempre fue el quien iniciaba problemas. Las reglas a la hora de comer eran que comíamos sin hablar y no mirar a la persona a tu lado. Sólo comer lo más rápido posible. El tiempo permitido era de una media hora, y luego las bandejas tenian que ser recogidas. Las horas de comer para mí eran difícil ya que era muy sociable y me parecia que no era difícil para unirse a alguien con quien estaba hablando y pasar un buen rato. Me gustaba empezar a reír, reír y responder, y lo siguiente que supe es que el encargado le diría a los tres de nosotros que bajáramos la cuchara o un tenedor, y luego se tomaría la primera chica y golpeaba nuestras cabezas juntas y de la niña y la segunda y tercera chica y golpeaba nuestras cabezas. Sí, yo era la chica de media y mi cabeza se golpeó en ambos lados. Yo tendía a ser algo así como un rebelde y me empezaba a reír después de un golpe en mi cabeza, y el encargado que empujaba mi cara en mi plato de comida. ¿Hemos aprendido la lección? Bueno, tal vez para ese día. Al día siguiente íbamos a comenzar todo de nuevo. Sólo quiero prepararme y tomar una y otra vez. Finalmente, tendríamos más de tres de nosotros que estábamos arriba y alrededor, y nos íbamos a comer en la mesa grande. De alguna manera, con más de nosotros que no estaban prestando atención tanto a la hablar o reír.

Después del desayuno, tendría que ir al baño y hacer nuestras necesidades pero ni se siente hasta que se hizo. A continuación, se estaría consiguiendo el pelo peinado, recibiendo nuestra medicina y las vitaminas, y conseguir a crear la jefa de enfermeras señorita Dickey para venir y hacer sus rondas. Si nos levantamos, nos poniamos de pie delante de la cama con las manos cruzadas. Para los niños en la cama, que se encuentran en sus espaldas con las manos cruzadas y esperar a que la señorita Dickey se acerquara a ellos. Ella vendría a cada uno de nosotros y para decir buenos días, nos llamaron por nuestros nombres, y nos gustaría responder, "Buenos días, señorita Dickey."

"¿Y cómo estás hoy?"

Y respondíamos: "Bien. Gracias, señorita Dickey." Cuando iba a la cama al lado después de la mía me sacaba la lengua y los niños se empiezan a reír. A veces lo dejó pasar, pero otras veces no lo hizo y me castigaban.

Si usted fuera, usted volviera a la cama para estar listo para ser trasladado al porche para disfrutar del sol y el aire fresco. Cada cama fue movida a cabo por los asistentes, colocados lado a lado en filas, algunos de nosotros, a pleno sol y los demás tendrían los jefes de las camas en la sombra bajo el techo si había lugar a los bebés podría estar en la sombra. En el verano tendríamos lo que se llama tratamiento del sol Se comenzaría en el mes de Mayo, que se pondría a pleno sol durante cinco minutos acostado en la espalda por la mañana. Por la tarde, nos mienten en el estómago durante cinco minutos. Esto iría en una semana. El tiempo se incrementó durante la semana hasta llegar a la capacidad de las dos horas que estarían fuera en el porche. Al final de la temporada de Verano, estábamos todos muy bien bronceadas. Los visitantes de las organizaciones vienen de las visitas al hospital y me acordaría de escuchar a ellos diciendo: "Todos son tan marrón y amables." Cuando pasaron junto a mi cama que le acaricie la cabeza y decia: "Tu pelo es tan negro que tiene un color azul para," y "Eres tan morena como una baya pequeña." Me cansé de que se le dieron unas palmaditas en la cabeza; yo tenía el deseo de meter la lengua como yo lo hice a la señorita Dickey, pero sabía que me iba a quedar atrapada y castigada a continuación.

Nos gustaba ser agrupados por grados y los profesores llegaron nueve-once. Durante el Verano, la operadora que se llamaba la señora de Tommy venía a permanecer con nosotros durante las dos horas que estuvimos bajo el sol y el aire fresco. Ella nos enseñará todas las últimas canciones. A las diez de la mañana tendríamos una taza de jugo de tomate y agua. A las once se movieron de la cama de nuevo en el interior durante la hora de la cena. Nuestra gran comida era al mediodía. A la una de la tarde, nos trasladar pm de nuevo en el porche de horas de descanso, que era de uno a tres. A las tres de que volvería a tener el jugo de tomate y agua, nos mueven hacia el interior, lavamos la cara y las manos, y tener la libertad de jugar hasta la hora de cenar. A las siete y media que se pueden conseguir listos para dormir, lavarnos la cara y cepillarse los dientes. Dependiendo de con quién estaba de guardia, podríamos decir nuestras oraciones todos juntos.

A las ocho en punto las luces se apagaron. Yo siempre tome mis especiales de color rojo las cuentas del rosario y decir que, algunas noches para conciliar el sueño antes de que yo termine. A continuación, se convertiría en la gran caja de madera en la oficina (la radio). Nos gustaría escuchar a *The Life of Riley, Fibber Magee y Molly*, y *The Lone Ranger*. Estoy segura de que había otros espectáculos. Sólo recuerdo los de arriba. En el Verano tenían comidas al aire libre, paseos, haciamos burbujas, recogiendo flores silvestres, y muchas otras actividades. En el Invierno el Martes por la tarde fuimos al cine. Esta fue una de mis cosas favoritas para hacer. También fuimos a la Terapia Ocupacional, o ella venia con nosotros. Esta rutina fue la misma para todos los años que estuve en Lakeville. La ruptura de la rutina sería durante los cumpleaños y días festivos.

CUMPLEAÑOS Y DÍAS FESTIVOS

Cuando mi cumpleaños llegaría alrededor de Noviembre, mi tía Catalina y mi tío Dan llegaría con un gran pastel de cumpleaños ideal para los pupilos, las niñas y los niños. Ellos traían regalos para todos también. Cada año, sería algo distinto. Tío Dan hacia varios viajes de ida y vuelta en el coche para traer los regalos. En un primer momento, siendo el pequeño niña que yo era, yo le pediría Tío Dan, si los regalos son todos míos y él decía, "No, no es joven. Son para todos los niños." Tío Dan y tía Catherine no tenía hijos propios, y amaba traer estos regalos a los niños.

El año que Mickey Mouse nació, el tío Dan trajo relojes de Mickey mouse para todos los niños. Él siempre me hacía esperar a abrir mi último regalo después de todos los demás habían abierto los suyos. No me importaba la espera, como yo sabía que tendría un regalo extra además de los que trajo a los otros niños. Este año, cuando estaba abriendo mi regalo que yo estaba tan emocionado como yo sabía que recibiría un reloj de Mickey, pero para mi decepción cuando abrí mi regalo, que no era un reloj de Mickey, pero un reloj de

Blanca Nieves. Tío Dan y Catherine tía esperaron a la anticipación de mi alegría. Terminé con grandes lágrimas que caen por mis mejillas, y yo lloraba y sollozaba como yo lo quería tener lo que todos los otros niños tenían. Tío Dan comenzó a demostrar disgusto conmigo. Él dijo: "Señorita, ¿qué te pasa?" Le dije que quería un reloj de Mickey y yo le entregué el de Blanca-nieve para tomar uno de nuevo. Explicó que no iba a tomar de nuevo, ya que era su regalo especial para mí. La razón por la que se eligió fue que me dijo que parecía blanco como la Blanca-nieve, y él quería que yo tuviera este reloj especial.

Cuando el Tio Dan y Tia Catherine t se fueron, llamé a la enfermera y le pidi que por favor ponga el reloj en mi caja especial de llave en la oficina de la enfermera. Ella me dijo que podría cambiar de opinión y lo queria que más tarde, pero nunca me pidió ni se me ocurrió ver el reloj. Mi tía y mi tío hicieron lo mismo con el resto de los cumpleaños que tuve en el hospital. Nunca me compraron los mismos dones que los demás, pero nunca me han decepcionado de nuevo. Las tortas estaban siempre tan emocionante como los regalos. Eran tan grandes y ellos traen a uno para los pupilos y el otro sería el de las chicas y de los chicos de la sala. Eran tan hermosos cuando todas las velas fueron encendidas. Podía oír a los chicos cantandome feliz cumpleaños desde su sala. Acción de Gracias no era tan festivo, pero tendríamos el pavo y todas las guarniciones.

La Navidad era mi favorito. Ellos lo traían en un árbol enorme, y lo ponian en el centro de la sala. Me encantó el lugar que eligieron, ya que mi cama era justo en el centro de un lado. La sala estaba a unos cincuenta pies de largo con dos camas alineadas a cada lado. Ellos hasta tendrían que cortar muchas de las ramas por lo que no sería cerca de nuestras camas. No tengo idea de la altura era del árbol, pero casi tocó el techo. Lo primero que hacían era poner la estrella en la parte superior y luego se pondría a todas las luces encendidas. A todos nos aguantamos la respiración esperando a ver si todas las luces se encienden. Se puso la guirnalda en la siguiente y luego los adornos y por último pero no menos importante de los carámbanos. Ellos eran la única decoración con yo que podría ayudar. Ellos nos dejaban tirar de nuestras camas si no se podía levantar, siempre y cuando la cama estaba cerca del árbol y como ya he dicho, era el mío. Nos reíamos cuando nos perdimos y lo consiguió en el pelo de la enfermera o en el hombro. Se reía también. Las enfermeras y los asistentes parecían estar más felices en torno a las vacaciones de Navidad. Cuando el árbol se haya terminado, todos los que podían escribir podrían enviar cartas a Santa Claus. Los que no sabían escribir fueron ayudados por aquellos de nosotros que podían. Unas dos semanas antes de Navidad que los regalos empiezan a llegar en el correo. Los iban a llevar y los ponian bajo el árbol y nos dicen que no podíamos tocarlos. Había paquetes de todas las formas y tamaños. Nos asomabamos para ver quiénes eran y de la mayoría de ellos serían los míos. Mis tías, tíos y otros parientes me mandaban muchos paquetes. Me gustaría pasar el resto de los días hasta la Navidad tratando de adivinar lo que habían en los paquetes. Algunos de mis parientes que vienen antes de Navidad y traer paquetes muy envueltos, y los pondría bajo el árbol. El árbol se ponía tan completa que tendrían que poner un poco de nuestros dones en una sala especial hasta la Navidad.

Siempre hubo un programa especial de Navidad y algunos de nosotros serían elegidos para participar. Este año que yo estaba tan emocionada de ser uno de los elegidos. Yo iba a ser parte de un grupo que mantenía las tarjetas de ortografía Feliz Navidad. Mi parte fue la de R's de la habitación donde colgamos la ropa, R para cintas rojas y lazos. El maestro quedó tan impresionado con cómo iba a salir y cantar a mi verso que ella me preguntó si me gustaría tener un poema para todos los de mi propia lectura, y yo estaba tan contenta. Me encantaba estar sobre el escenario en frente de una audiencia. Tenía memorizada el poema en dos días que quería tanto a favor de la señora Jay. Cuando llegó el día para el programa, yo estaba vestida con un vestido largo, blanco con cintas rojas que cuelgan de smocking en el frente de ella y yo con orgullo salió a decir que mi poema:

Hay una posibilidad

Le dije por favor, para las últimas dos semanas
Lavado y peinado mi cabello.
Hacer mandados para otras personas
Ni siquiera un minuto que perder.
Es terriblemente difícil antes de la Navidad
¿Puedo recordar todo?
Supongo que si fuera por más tiempo
Que estaría brotando alas.

Me encantó la última parte del poema como yo pondría mis manos en mis hombros como alas, y todo el mundo en el auditorio quedaron aplaudiendo. Fue un gran momento para mí, pude ver la sonrisa de aprobación en el rostro de mi maestro y eso me hizo feliz. Realmente me sentí muy especial esa noche.

La víspera de Navidad se había acercado, y ya era hora de colgar las medias en el gancho de metal de las camas. Todos escribimos nuestros propios apuntes a Santa y los pusimos en las medias. Nos gustaría cantar todas las canciones de Navidad que se les había enseñado y algunos villancicos, a continuación, que realmente nos esforzamos por ir a dormir.

A la mañana siguiente, los calcetines de algodón serían reemplazados con una media de malla roja llena de todo tipo de dulces. El calcetín de algodón estaría en la mesa entre las camas y tendría una mandarina y algunas nueces en él y un pequeño juguete o favor de algún tipo. Fuimos a través de la rutina de la mañana y luego se espera a Santa para llegar. Llegaba todos los años a las diez de la mañana con una gran bolsa marrón llena de juguetes. Yo estaba fascinada de que Santa sabía todos nuestros nombres. Pasaron varios años antes de que me di cuenta de que la enfermera le estaba diciendo antes de que pudiera llegar a nuestra cama. Tan sólo un año se perdió de Santa venir a la sala, y que fue el año en que todos teníamos la varicela. Llegó hasta la rampa y la izquierda todos los dones en la cocina y saludó al salir. Siempre había al menos dos de los dones que nos pondría en la lista. Después que se fue de Santa, el personal comenzaría a repartir los regalos debajo del árbol. Siempre había una caja grande para mí, desde Miami, Florida, desde la Tía Catherine y el Tío Dan. Yo estaba tan emocionada que me dieron un regalo de tan lejos.

Luego, se inicie la tarde de Navidad y dió a venir a la visita de mi padrastro y su familia. Ernest Wilson vendría con los brazos llenos de regalos y sus dos hermanas Edith y Ela y su hermano Everardo, con los brazos llenos de regalos. Siempre recibiría el último de los libros infantiles de Edith. Este año fue mi cuento favorito, *Belleza Negro*. Tuve una maravillosa biblioteca de libros gracias a ella. Ella me iba a traer las cosas femeninas, como el esmalte de uñas, joyas y perfume agradable y en polvo.

Ernie, mi padrastro, me iba a traer las últimas muñecas. Yo tenía muchas muñecas de Shirley Temple, pero este año fue el mejor. Ernie me trajo Blanca-Nieves y los siete enanitos. Eran por lo menos dos pies de altura. Se veían tan reales. Sé que lo que me gustaba sobre todo de la empresa que viene, además de los regalos fueron los abrazos y besos que obtendría. Siempre se sintió tan bonito. A pesar de que no podía sentir los abrazos bajo el yeso, yo sólo sabía que eran algo especial. ¿Qué fue lo más duro fue cuando se fueron, pero siempre tuve mis padres especiales que Dios y María. A día de hoy, todavía me encantan la Navidad y los cumpleaños.

ANGIE UNA AMIGA ESPECIAL

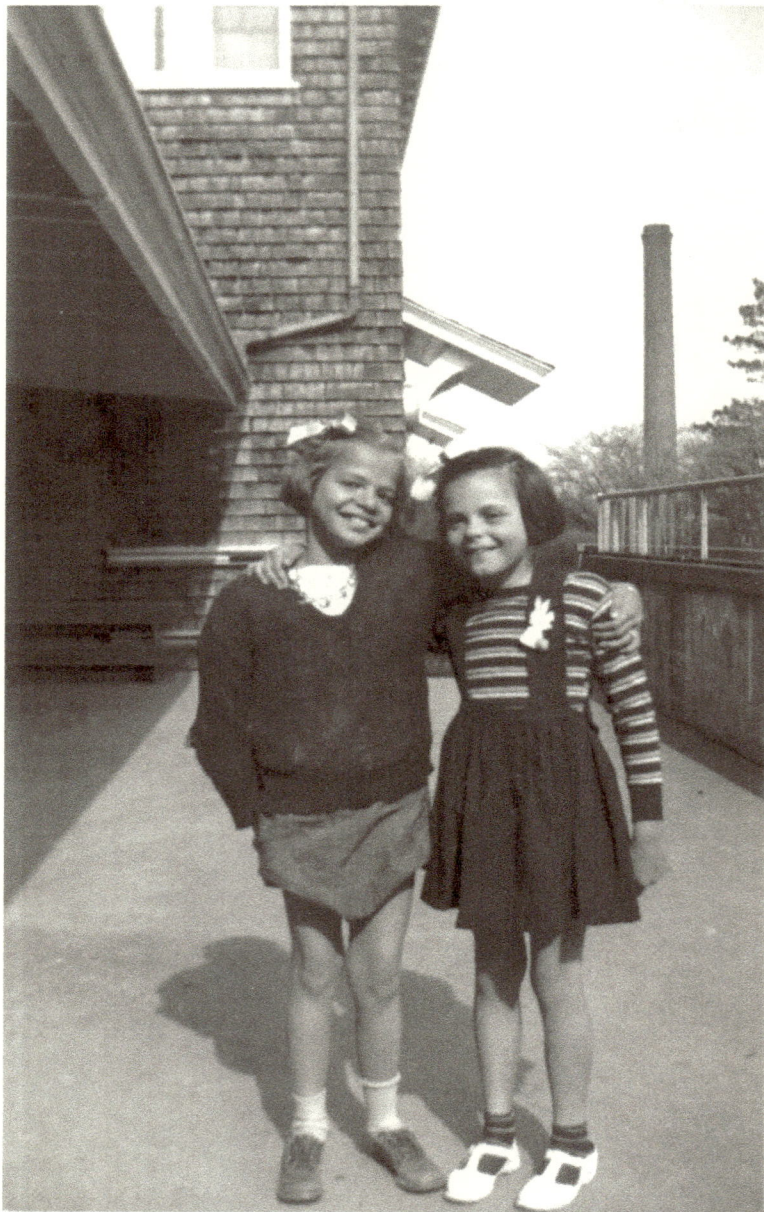

Angie era la chica en la cama contigua a la mía. Ella tenía nueve años y yo tenía seis años. Tenía el pelo castaño claro y ojos marrones y una sonrisa hermosa. Cuando nos conocimos, nos hicimos amigos al instante. Cuando su padre y su hermano venía a visitarla, que siempre traia algo para mí. La hermana de Angie Paulina estaba en el mismo hospital que Ginnie, Sanatorio Norte de lectura en Massachusetts. A todos nos escribia notas para enviar, y que nos lo llevarían a cambio de notas en cada visita.

Angie era de origen Griega, y me encantó cuando sería la fiesta Griega de Pascua. El sacerdote que venia y traía rojos huevos duros y dulces en polvo que eran como una especie de jalea. Angie era una chica muy religiosa, leía su libro de oraciones cada día temprano en la mañana y la tarde. Ella también me decía que ella repetía las oraciones para mí, para ayudarme a dejar de meterme en problemas. Un día, mientras estaba siendo castigada en solitario por estar sassing de nuevo a una enfermera, que escuché el personal en la cocina hablando de su hermana Angie Paulina, que había muerto, pero el padre no quería que ella supiera. Él continuará trayendo cartas de Pauline a Angie cada vez que iba a visitar. Se dijo que se sentía que tenía lo suficiente en su vida a tratar y que no necesita saber el dolor. Nunca le dije esto a Angie lo que había oído ese día.

Angie cuidó muy bien de cualquier regalo que la novia de el hermano de su padre, hermano o su traería. Tenía una colección de alfileres bonitos que iba a fijar en la bolsa de cama que teníamos a los pies de la cama. Ella había contado un día y tenía por lo menos sesenta de ellos. Yo le preguntaba a mi Tía Catalina que le trajera un pin cada vez que me visite. Angie le ha gustado mucho eso. Cuando la Tía Catalina fue a la Florida, ella enviaría a los pines que eran palmeras y flamencos o cualquier cosa que representa la Florida. Me hizo sentir bien que se puede pedir algo especial a Angie como su papá era tan bueno para mí. En Navidad, yo tendría la enfermera de tomar el dinero de mi cuenta y comprar un pin para ella. Angie era mi confidente en la noche después de que las luces se apagan. Nos susurramos nuestras esperanzas y sueños sobre lo que haríamos cuando nos fuimos del hospital. Sin duda, nos íbamos a vivir juntas como nos consideramos hermanas.

Un día tuvimos nuestra primera pelea. Fue más por una niña que había entrado en el hospital llamada Ellie. Ella tenia sólo seis meses de edad y pensé que era la mía para cuidar. Un día vi a Angie hablar con ella y me puse muy celosa y le dijo que ella era la suya para cuidar. Angie me empujó de la cama, sacó el pelo negro y espeso, y luego me agarró por el pelo castaño muy delgada y para mi sorpresa un pedazo de su cabello fino se quedó en mi mano. De repente me sentí muy mal. La lucha se detuvo inmediatamente, y sin saber qué hacer, le di el pedazo de cabello. Ella lo tomó e hizo una trenza muy pequeña y lo colgó en el gancho de metal en su cama. Ella no me habló durante unos días. Yo estaba tan triste. Una mañana, después de la escuela me di cuenta de que el cabello no estaba más en el gancho, y Angie me dijo que ella me perdonó. Esa fue la primera y única vez que nos molestamos entre sí. Ella empezó a sentirse muy enferma, llagas estaban estallando por todo el cuerpo. Los médicos hablaban en voz baja a las enfermeras discutiendo de lo que se iba a hacer. Finalmente, Angie tenía fiebre y ella no podía caminar. No podía retener ningún alimento. Pasé todo mi tiempo hablando con ella, frotándole la cabeza, y sosteniendo su mano. Entonces, un día apenas podía abrir los ojos. La trasladaron a la sala de las mujeres en una de esas habitaciones privadas dónde estaba yo cuando tuve mi cirugía. Me dieron permiso para visitarla dos veces al día durante una media hora. Parecía un ángel caído debajo de las sábanas blancas. Me gustaría volver a los niños (Este) la sala sintiendo tan perdida y triste. Le pregunté a la enfermera si ella iba a morir, y ella dijo: "No seas tan tonta." Yo no quería ver a la rueda de Angie en la morgue como si hubiéramos visto a otros muchos que fueron llevados allí. El depósito de cadáveres donde se tomó la gente cuando murieran estaba en el porche de atrás de la sala de niños. Lo pude ver con toda claridad desde mi ventana. Muchas veces se ve la camilla con el cuerpo cubierto que llevaron allí. A veces en la noche los vimos ya que ponian los órganos vitales en los tarros. Todos se asustaron, pero no lo suficiente para hacernos dejar de mirar.

Una mañana, cuando ya era hora de levantarse y estar listos para el almuerzo, las enfermeras me preguntaron si me gustaría ayudar a repartir orinales y lavabos. Pensé que mejor cualquier cosa para levantarse temprano. Me incliné para coger mis zapatos y los calcetines de la parte inferior de la tabla, y cuando se me ocurrió que los vi rodar una camilla con un cuerpo en hacia la morgue. De inmediato supe que era mi mejor amiga Angie. Me di cuenta por la forma de su cuerpo, ella se había acostado en una cama junto a mí durante muchos años. No es de extrañar que querían que yo les ayude, pero ya era demasiado tarde. Yo ya había visto lo que estaban tratando de evitar que ver. Las lágrimas rodaron por mi rostro, y me sentí como si estuviera a punto de vomitar. Corrí con mis zapatos y corrí al baño y llegué muy enferma. Entonces dejé de llorar rápidamente, esto era algo que todos aprendimos en el hospital. Empecé a pasar las cuñas y los lavabos mientras planeaban. Mi mejor amiga había muerto y yo estaba realmente sintiendo su pérdida.

Su padre había muerto, pero nadie le dijo. Su hermano Pedro se acercó a darme la noticia, pero había oído a las enfermeras diciendo que él era incapaz de hacerlo. Él le preguntó a la señorita Dickey si pudiera informarme a mí y también para darme algunos de los pines de Angie que había ella recogido.

A la mañana siguiente la señorita Dickey me llamó a su oficina y me dijo que tenía algo que decirme. Le solté a ella que yo ya sabía y que me gustaría haber sido yo en su lugar que murió. Ella era mi mejor amiga.

La señorita Dickey pensó por un minuto y me miró directamente en los ojos y dijo, "No podría ser usted. Te estoy diciendo ahora Gale que sólo los buenos mueren jóvenes." Estas palabras se quedarían conmigo por el resto de mi vida. Si era posible para mí saber la emoción de odio, estoy seguro de que es lo que yo sentía hacia la señorita Dickey en ese momento. Yo quería en ese momento decirle lo mucho que ella no me gustaba o la forma en que me trataron y algunos de los otros. Yo estaba de acuerdo con ella acerca de Angie que era buena. Ella era la mejor, yo podía ver la cara de Angie y escuchar lo que ella me dijo, "Gale, por favor, seas bueno. Te pondrán en solitario y ya sabes lo solo y triste que me hace." Así que lo hice como Miss Dickey me dijo que hiciera tantas veces. Cerré mi boca por completo. Ella me decía que cerrara la boca como si fuera una cremallera. Realmente traté de ser buena, pero me parecía tener esa voz dentro de mí que puso en el camino. Estar en solitario, para mí no era tan malo, porque me pasaba el tiempo diciendo mi rosario, y hablar con Dios y con María una de mis cosas favoritas.

La pérdida de Angie fue mi primera experiencia con la muerte que yo recordaba. No me sentía nada bien, me perdí Angie diciendo buenas noches y hacer planes que íbamos a vivir juntos cuando salió del hospital y todas las cosas que íbamos a hacer. Lo que mas extraño fue que nos decíamos buenas noches y diciendo lo mucho que nos amábamos. También hablamos mucho acerca de nuestros planes al salir del hospital. Nos íbamos a vivir juntas y ser amigas por el resto de nuestras vidas.

MI AMIGA ESPECIAL PHYLLIS

Phyllis quedaba un par de camas por debajo de mí, pero hablábamos de ida y vuelta desde nuestras camas. Cuando ambos estábamos arriba y alrededor jugamos juntas durante horas. Phyllis y yo tanto amamos el cine, sobre todo con los musicales de Fred Astaire, Ginger Rogers, Rita Hayworth y cualquier baile y estrellas de la canción que había en esos días. También amaba tanto Heddy Lamar y Tyrone Power. Cuando volvía a la sala de un musical, nos pondrían en un espectáculo para todos los niños de la sala, nos hizo un punto para aprender las canciones y algunos de los pasos de baile. Nos volveríamos a tomar las colchas de felpilla de nuestras camas y cubríamos a nuestro alrededor como vestidos y simplemente nos poníamos a bailar y cantar hasta que ya sea que nos cansamos o de los otros niños se cansaban de nosotros. Después de regresar de una película de Tyrone Power y Heddy Lamar nos pondríamos en un programa serio con las escenas de amor y todo. Siempre fui Heddy Lamar con el vestido largo puesto y Phyllis se pliegue la bandeja de encubrir y hacía que se vea como una corbata y lo metía en la parte delantera de su escayola. Realmente sabía cómo entretener, por lo menos eso es lo que las enfermeras nos decían. Incluso se detenían y veían nuestro espectáculo a veces.

Cada año en Navidad uno de los niños fue elegido por una organización local para recibir un regalo especial. Era el turno de Phyllis de este año. El regalo era un tronco de metal que se abrió de lado a lado, que contenía una muñeca en un lado y la ropa para cada ocasión en el otro lado. Había perchas para colgar los vestidos y los abrigos y los cajones para poner las medias ropa interior y guantes y manoplas y gorros. Este fue el regalo más hermoso que había visto en su vida, y de inmediato Phyllis me invitó a ser la primera para jugar con ella y su nuevo regalo. Nos tomó casi dos horas solamente para ver todas las ropas hermosas. Había vestidos de noche, una capa de terciopelo negro, largos guantes blancos, y un collar de diamantes de imitación hermosa con una corona de diamantes de imitación de la cabeza. Realmente me encantó este equipo. El que era mi favorita era una rosa polka puntos blusa y una falda enorme con un sombrero de gran imagen para que coincida con el. Podíamos imaginar todo tipo de lugares a donde podía viajar su muñeca, y cada vez iba a tener un nombre diferente. Esta muñeca fue mágica. El mejor momento para mí fue cuando ella me dejaba jugar con su muñeca por mí mismo. Que gran amiga.

Mi recuerdo especial de Phyllis era como ella se encargaba de mí después de haber tenido una cirugía más. Tuve un problema con la comida, esto era algo que le preocupaba muy acerca el personal. El encargado de guardia, la señorita Mantequilla, se determinó que iba a comer. Ella me tapo la nariz y me metió la comida en mi garganta, Phyllis se destacaba un poco lejos de mi cama y se quedó viendo lo que estaba sucediendo. La señorita Mantequilla entonces se puso de pie y me dejaba con el resto de la comida y Phyllis vendría y tomó una servilleta de la bandeja y cubrió los huevos y tostadas y los llevó al baño y los tiró por el inodoro. Desayuno parecía ser el más difícil para mí, los huevos me hacían amordazar y antes de la señorita Mantequilla podría llegar en torno, Phyllis vendría a quitar la comida para mí. También me rogaba que lo intentara y comiera algo. Se rompería el pan tostado en trocitos y mezclar con los huevos, y trataba de comerlos con un par de bocados.

Su mamá nunca visitó, pero su padre vendría tan a menudo como podía. También me iba a traer algo cuando él visitaba. Phyllis se fue un día. Se despidió y yo no la volvería a ver. Pensé que ella fue a su casa, pero descubrí al fin durante muchos años más tarde, cuando nos encontramos de nuevo (después de sesenta y dos años!) que no se había ido a su casa. Ella había sido enviada a la sala de las mujeres. Era tres años mayor que yo, y era necesario que ella dejara la sala de niños. Nadie dijo que ella fue trasladada a la sala de las mujeres. Empecé a hablar acerca de los acontecimientos del hospital, pero Phyllis era muy vaga. Su madre había preferido que ella no mencionara las experiencias del hospital para que todo acababa de salir de su mente. Mi familia era todo lo contrario. Ellos me animaron a hablar de la experiencia además de que había tomado muchas fotos, por cuales hoy estoy muy agradecida.

Phyllis amaba escucharme hablar sobre todos los acontecimientos, y platicaba que lo único que recordaba era sobre una niña que no podía comer y la enfermera mantenía la nariz y forzozamente metía la comida en su garganta y cómo Phyllis quitaba la comida. Las lágrimas rodaban por su rostro mientras le decía esto, y luego fueron rodando por la mía. Le pregunté si recordaba el nombre de la niña y ella dijo que no. Le dije que era yo. Nos abrazamos y nos detuvimos entre sí por un tiempo. Phyllis se acordaba de mí, pero que no recordaba que yo era la niña que ella había sido tan amable de cuando yo no podía comer.

Una de las cosas que ella pudo recordar acerca de mí es que siempre he tratado de hacer a los otros niños reír. Ella dijo que era una segunda naturaleza para mí hacer eso y que yo era casi siempre capaz de conseguir que se rían. Phyllis y yo somos las viudas ahora, ella tiene tres hijos y tiene nietos. Se había nombrado a su primer hijo después de mí y estaba muy orgullosa de eso, yo estaba muy honrada cuando ella me había dicho después de que su hija nació (nos habíamos escrito la una ala otra a través de los años, pero nunca nos conocimos en realidad otra vez hasta sesenta y dos años después de se fue a la sala de las mujeres). La vida nos ha dado tanto un montón de vueltas y revueltas, pero nos sorprende la fuerza de soportar que tuvimos para llegar a través de todo.

A la edad de setenta y dos que todavía tiene el pelo negro azabache que realmente brilla y ella dice que tiene algunos blancos, pero hay que buscar mucho para encontrarlas. Sus hoyuelos son tan profundos y son muy notables ya que siempre está sonriendo. Nos abrazamos y besamos y seguíamos mirando la una ala otra, y sé que mi boca se sentía como si se rompería de sonreír tanto. Me puse la tetera y nos sentamos cada año ahora por los últimos tres años y recordamos el pasado, no sólo de nuestros días en el hospital, pero los días de hoy. Ella visita a su sobrina Catherine en la Florida cada invierno, y hemos hecho planes para mantenernos en contacto y visitarnos cuando estamos en la Florida. Catalina dijo que le encanta escuchar que le ayude a Phyllis recordarse de cosas. Me siento honrada de tener una amiga maravillosa. Estos son los mejores regalos que una persona puede tener en su vida.

APRENDER A TRENZAR

La Segunda Guerra Mundial había estallado. Nos preguntamos, "¿Qué pasó con el personal?" Habían ido a la guerra. ¿Cómo iban a cuidarnos a todos nosotros, los niños, con tan pocas enfermeras? ¿Cómo vamos a sacar la cara lavada y el pelo peinado? Habíamos tenido muchas preguntas dando vueltas en nuestras cabezas pequeñas.

La mayoría de los niños, incluido yo mismo, estaban emocionados por todo lo que estaba pasando en el hospital. Los enfermeros estaban pintando las líneas de las ventanas próximas al techo con pintura de color negro. Se usaría la lata de pintura para formar un anillo negro alrededor de las luces en el techo y luego pintar la parte exterior de la luz negra. Esto fue en la preparación de los apagones y bombardeos aéreos.

Un día el personal hablaba de cómo iban a conseguir las necesidades de nuestros cuidados, ya que eran muy cortos de personal. Oí a mi nombre mencionado. La emoción llenó mi corazón, que me iban a hacer para ayudar con el peinado y cepillado del cabello de los niños. Se mencionó que se apresuró a aprender, así que sería la de pedir para hacer el trabajo.

No exactamente diez años, con la escayola (llamado un yeso para caminar) todavía está en que me acerqué a mi nueva tarea con tanto entusiasmo. Me sentía como una parte del personal, tiré la bolsa de lona encima de mi hombro. Tenía los peines de los niños y los cepillos en el mismo. Cada bolsillo contiene los peines y cepillos con el nombre de cada uno de los niños en el bolsillo que contenía el cepillo y un peine. Llenando un recipiente con agua, me puse a empezar mi nuevo trabajo. Les dije a los niños a los que podrían llamar me Miss Gale. Ellos pensaban que era divertido, pero me gustó mucho el sonido de la misma. Después de todo, era como si estuviera en el personal ahora. Yo había visto el personal de peinar y trenzar el cabello de los niños muchas veces, pero cuando se trataba de hacerlo realmente, me di cuenta de que era una tarea titánica.

La primera niña tenía un clip de Holanda; haciendo su cabello era muy fácil. Yo humedecía el cepillo y el peine y las pasaba por el pelo y se sacudió el flequillo para abajo y ella se veía bien. Los dos siguientes tuvieron el mismo corte de pelo y de nuevo fue fácil. El siguiente fue una historia diferente, tenía una trenza. Mirando a su alrededor, no hay personal a la vista, empecé a deshacer el elástico. Deteniendo la trenza en la mano, iba abriendo con cuidado, lo sacudí hacia fuera, tomé un poco de pelo, y comenzé a hacer una trenza de nuevo. Lo que pensé fue trenzando consiste en poner dos mechones de pelo entre sí y torcerlos y colocar la banda elástica en la final de la misma. Para mi sorpresa todo quedó torcido hacia atrás y se soltó sí mismo. ¿Qué hacer ahora? Echando un vistazo a otro niño con una trenza, me fui a la cama y con cuidado comenzé a desenvolver su trenza y me dí cuenta que tenía tres líneas y no dos, y que las tres líneas se cruzaron entre sí en una trama. Volvería a la primera trenza que empecé de nuevo. Crucé los tres pelos uno sobre el otro y terminé mi primera trenza. Fue un poco abultada, pero era mejor que el primero.

Cuando todas las diecisiete cabezas de cabello fueron atendidos, miré hacia atrás y me mostré muy satisfecha con mi logro. Entonces tuve que hacer frente a mi propio pelo, que estaba en una trenza. El primer día que acababa de tomar un poco de agua en mis manos, acaricié el cabello desordenado por dormir durante la noche anterior y dejar las cosas así. Se me permitió seguir ayudando tanto como yo quería. Me gustaba hacer las camas, pasar cuñas, el polvo y ayudar a alimentar a los otros niños que lo necesitaban. Realmente me encantó todo lo de este aprendizaje.

En ese momento pensé que cuando creciera y salí del hospital, me gustaría ser una persona que hizo el cabello de las personas. Años más tarde me enteraría de que esa persona que se llama un peluquero o esteticista.

Mi habilidad de autodidacta me ayudó a trenzar los cabellos, el cabello de mis tres nietas de mis hijas y de sus amigos. Un verdadero honor para mí fue cuando mi nieta Danielle me preguntó si le pudiera ayudar a la trenzada de la cola de su caballo y la melena, cuando estaba entrando en un espectáculo de caballos.

La tarea que aprendí ese día en 1942, fue que me recuerde en los últimos años de una famosa cita en el discurso inaugural de John F. Kennedy el 20 de enero de

1961: "No preguntes qué puede hacer tu país por ti, pregunta qué puedes hacer por su país."

Esta cita me hablaba a mi corazón. Me hizo pensar de nuevo a la vez que aprendí a trenzar. Había yo trenzado para mi país.

Las Esperanzas de Volver a Casa

Se hablaba entre los médicos y la señorita Dickey la enfermera a cargo de mi estar dispuesta a mudarme del hospital. Esto fue un poco de miedo para mí escuchar. Me dijeron que estaba en buen estado y caminando muy bien con mi soporte en la espalda. Yo también estaba comiendo muy bien. Comer era un problema para mí a veces. Decidieron llamar a la tía Catalina para hacer los arreglos.

El día llegó y nos fuimos por un rato, yo estaba tan emocionada contándole al personal diciendo que yo estaba list para irme a casa. Ella era muy tranquila y dijo que iba a hablar conmigo después de que ella regresara de ver al médico. Ella regresó con el doctor, y me pidieron que tomara algunas medidas por el centro de la sala así lo hice. Yo realmente no podía oír lo que decían. El fisioterapeuta también me miraba caminar. El médico y el terapeuta a la izquierda, y la tía Catalina me dijo que no volvería a su casa. Ella explicó que estaba caminando con un hombro más bajo que el otro y que me iban a dar algunos nuevos ejercicios para tratar de enderezarlo. Supongo que en algún lugar de mi corazón y mi cabeza, yo estaba feliz de no tener que marcharme. Esta fue mi vida y la charla de salir no me hacía sentir feliz.

Esa noche me puse a rezar que yo pudíera ser capaz de conseguir enderezarme después de oír la otra alternativa que sería la misma cirugía de nuevo teniendo sólo el hueso de mi otra pierna. Yo no quería que esto sucedíera.

Al día siguiente, el fisioterapeuta se acercó y explicó que iban a poner un pedazo de cinta adhesiva en el lado de mi pierna izquierda por debajo de la rodilla y cuando entré yo alcanzaría a la cinta. Esto dijo, ayudaría a enderezar los hombros y la espalda. Lo he hecho como ejercicio durante tres meses. Supongo que se veía bien, mientras que alcanzaba para la cinta, pero cuando la cinta fue retirado nada había cambiado. Yo seguía caminando con un hombro más bajo que el otro.

Se hicieron planes para realizar una segunda artrodesis vertebral. Para mí significaba dolor, dejando a mis amigos, estar sola en una habitación privada, y la vuelta en el molde de yeso desde el cuello hasta las rodillas. La cirugía fue de nuevo para llevarse a cabo en el mes de octubre, el año en que yo cumpliría diez.

Esta vez fue mucho más aterrador que el primero. Una de las razones era que yo sabía lo que iba a estar sucediendo. En el lado positivo, yo no estaría tan sola como lo estuve la primera vez. Me sentí mucho mejor porque ahora tenía a Dios y a la Santísima Madre conmigo. Incluso estarían conmigo en la habitación privada. El sacerdote se acercó y me dio la Sagrada Comunión, y me sentía un poco mejor y no tan asustada. El procedimiento para esta cirugía fue similar a la primera con una excepción.

El médico tuvo que marcar el punto exacto donde el hueso no se había curado. Con el fin de hacer esto tuvo para llenar una jeringa con un líquido negro, y tenía una aguja larga unido a él. A mí me parecía como si se tratara de un pie de largo. Les dijo a todos los niños que tenía que conseguir este líquido negro en el lugar adecuado, y si no lo hacía tendría que hacer todo de nuevo. Él les dijo que si fueran mis amigos que se mantendieran muy tranquilos y no hablar ni moverse como él quería prgarle en el clavo desde el primer momento. Miré a todos los niños, y ellos tenían esas miradas asustadas en sus rostros. Algunos de ellos tenían las manos sobre la boca, lo que haríamos cuando nos querían que fuéramos realmente tranquilos y no hacer que aparezcan las enfermeras que estaban durmiendo.

El médico vino a mi cama, y las enfermeras me sujetaron las manos para no tratar de llegar a las manos del médico. La idea de que la aguja estába causando más daño que el suceso real. Se podía oír caer un alfiler en la sala. Todo había terminado y el doctor dijo, "Gale, gracias a todos tus amigos por ser tan tranquilos." Lo hice y me dio las gracias a mi padre en el cielo que todo había terminado. La enfermera terminó de ponerse el vendaje estéril sobre el mismo procedimiento de afeitar de mi espalda y la pierna se llevó a cabo. A la mañana siguiente fuí llevada al edificio de la cirugía, el olor del éter era tan devastador como la última vez, y la enfermedad que siguió cuando me desperté era el mismo. En dos semanas después de que los puntos fueron retirados que se volvió a poner en un molde para el cuerpo y me trasladaron de nuevo a mi lugar en la sala de las niñas grandes.

Empecé de nuevo a la escuela y todo parecía ir bien hasta que un día se dio cuenta de que no se movían mis piernas en absoluto. Los médicos fueron notificados, y se debió verificar y empezaron a meterme los pies y las piernas con esta herramienta que tenían. No sentí nada. Mis pies se habían reducido sólo a una posición hacia abajo llamada *caída del pie*, y yo no podía moverme en absoluto. La decisión fue entonces a poner yeso en ambas piernas para mantener mis pies en su posición. Se tuvo que poner una barra de hierro en el talón de los votos para evitar que se incline hacia un lado. Ni siquiera podía entregar por mi cuenta. El descubrimiento fue hecho de que estaba paralizada de la cintura para abajo. La conversación que escuché fue que nunca volvería a caminar, y estaría en Lakeville hasta que falleciera, y que predijo que no viviría más allá de los dieciséis años. Hablé constantemente con mis padres en el cielo. La escuela fue mi salvación. Los libros eran mi amor.

Cuando cambiaron el reparto después de seis meses se descubrió que tenía una abrasión de la piel en el centro de mi espalda, que había sido vaciado. Pusieron un reparto diferente con un agujero en la parte posterior para que pudieran cambiar el vendaje. Un día me desperté con fiebre alta y estaba muy enferma. Los médicos empezaron a hablar acerca de los procedimientos que podían hacer para cuidar de este drenaje. Una vez más, volví a la sala de operaciones. Lo último que recuerdo antes de irme bajo el éter era el Dr. Van Jardín diciéndome, "Gale, lo siento mucho que estés aquí de nuevo. Te prometo que esta será la última vez que tendrás que someterte a la cirugía." Me tuvieron que mantener en el pabellón de mujeres en la sala privada. Cada día, las enfermeras que vienen para cambiar el vendaje y se vierte una solución de algún tipo en la abertura de la espalda. A mí me parecía que estaban llenando un hueco muy grande. El agujero en la espalda quedó sanado muy bien y nunca hubo un problema nuevo. Volví a la sala de niños de nuevo y volvería a la escuela, pero sin esperanza de volver a caminar de nuevo.

El Dr. Van Jardín estaba equivocado acerca de la cirugía sin necesidad de nuevo, pero correcto de que yo no necesitaba una cirugía en la espalda. Me desperté una noche con un fuerte dolor en mi lado derecho. Sí, era mi apéndice. Esta cirugía fue realizada por uno de los médicos del personal. Mi apéndice fue extirpado, pero la cicatriz nunca fue curada. Tenía una fuga que se mantuvo abierto y tenía una descarga. El apósito se cambia todos los días. Recuerdo que me asustaba un poco como mi amiga Angie, que murió tenía muchas llagas en su cuerpo. También había sufrido lo que ellos llamaban las úlceras por presión en las piernas a causa de las modelos. Ellos cambiaron los moldes y se puso los extraíbles, que para mi alivio, las úlceras quedaron curadas. El que era de mi cirugía de apéndice no se curó.

Nos vieron afectados por la Segunda Guerra Mundial en el hospital. Una gran cantidad del personal se salió debido a la guerra. Los restantes estaban siempre hablando de exceso de trabajo y cómo algunos de ellos iban a salir e irse a trabajar en una planta de defensa.

Era evidente para mí que no me iba a salir del hospital pronto. La escasez de personal y que continuaron los ataques aéreos y los apagones eran muchos. Ellos nos sacaban de nuestras camas y nos ponían en el suelo durante los ejercicios. Muchas veces podíamos oír los aviones que pasaban y mi corazón lataba más rápidamente. Honestamente puedo decir que fue la única vez que nos dijeron que no habláramos y no lo hice. Nos dijeron que teníamos que irnos debajo de las camas y estar tranquilos, así que si los Alemanes o los Japoneses llegaran, no sabrían que estuvimos allí. El personal de enfermería dio la vuelta con sus linternas, que ahora tenían un paño negro sobre la luz, sino que nos preguntaba nuestro nombre y nos lo susurramos de nuevo a ellos.

Durante el día, cuando estaríamos en el porche, la señora Tommie nos enseñaba canciones patrióticas como Anchors Away, La canción de la Fuerza Aérea, y un montón de otros. Yo era capaz de contar a todas las partes del avión y lo que la responsabilidad de cada persona tenía que volaba en los aviones de guerra.

Mi primo Ralph estaba en la Fuerza Aérea, y cuando venían de visita, me gustaba mandar a uno de los niños que prenda el fonógrafo y reproducir la canción de la Fuerza Aérea. Él dijo que le gustaba, y me sentía muy orgullosa de que nos visitara en su uniforme. Ralph fue mi primer amor, me ponía a soñar con que algún día iba casarme con él. Un día visitó a su novia-a-ser, y yo estaba muy decepcionada que puse mi rostro en la cama y no quería hablar con él. Con el tiempo logré superar esto.

No me gustaba no poder moverme o escuchar a las enfermeras decir que nunca volvería a caminar, me hizo sentir tan triste. Yo extrañaba mucho a mis amigas Angie y Phyllis cuando me acostaba en la cama. Yo había hecho nuevos amigos, pero no era lo mismo.

MIS ORACIONES SE COMIENZAN A DESPLEGAR

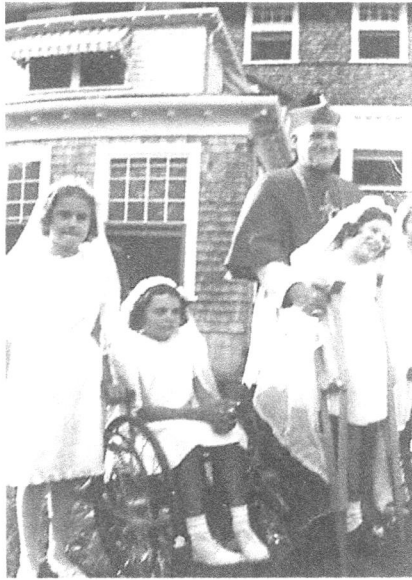

Yo iba a cumplir doce durante este año y al igual que el sacerdote me había preparado para mi primera comunión, había llegado el momento de estar preparada para la Confirmación. Una vez más, la Tía Catalina hizo mi vestido blanco y velo. La gran emoción fue que el Arzobispo Cushing de Boston iba a venir a administrar la confirmación.

Estábamos bien preparados para esto, y cuando llegó el gran día, aquellos de nosotros para recibir la confirmación nos rodaban a la misma sala que atendíamos para ver las películas. Yo estaba en una silla de ruedas como yo estaba paralizada aún, algunos de los otros niños estaban en camillas. Ralph Murray, mi primo guapo de la Fuerza Aérea, iba a ser mi padrino de confirmación. Eunice y Ginnie, mis tías y hermanas por adopción, también estaban allí. Mis padres especiales estaban allí. Yo lo sabía porque cuando estaban presentes sentía una brisa muy suave. El arzobispo estuvo de dos horas de retraso, sino que mantuvo que nos daran actualizaciones de donde él estaba, y cuando había llegado. Sugirieron que si alguien había traído regalos que deben darles a cabo al mismo tiempo que estábamos esperando. Eunice me trajo un hermoso anillo de oro que le habían dado a ella por su confirmación. Ralph me dió un nuevo libro de oraciones y algunas perlas del rosario. Ginnie me trajo una cruz de oro. Por último, se anunció que el arzobispo estaba llegando, la emoción llenó el auditorio. Nos habían dicho antes que él nos daría a todos la oportunidad de besar su anillo y que era un honor muy grande para ser capaz de hacer eso. Entró, era un hombre alto, vestido con sus vestiduras especiales. Se detuvo junto a cada uno de nosotros y nos preguntó nuestro nombre y nos tendió la mano para besarle el anillo. Me sentí tan santa en ese momento. La ceremonia de la confirmación se llevó a cabo, y el arzobispo tomó su foto con cada uno de nosotros. Él nos dijo que séamos buenos y de no olvidar nuestras oraciones. Nos abrazamos y nos despedimos. Este día está incrustado en mi mente como uno de los mejores.

La rutina del hospital continuó como de costumbre. Ahora estaba en el sexto grado y todavía tenía el mismo entusiasmo por la escuela. No pude conseguir suficientes libros para leer. Pusieron mi nombre en la lista de honor todos los años desde que empecé la escuela. Leía los libros durante todo el verano, y en el comienzo del año escolar en Septiembre, me gustaba obtener los certificados por cada cinco libros que leía. Los médicos hacíen rondas con el cirujano, el Dr. Van Jardín, cada mes y discutian si pensaban que había algo que podían hacer por mí. Se llevaban a cabo en una herramienta que lleva en su bolsillo de la chaqueta blanca. Tenía una goma dura en un extremo, y se tocaba las rodillas para comprobar los reflejos. Yo estaría sentada en el borde de la cama con las piernas flácidas colgando hacia abajo. Entonces, que me iban a seguir con un instrumento afilado y puntiagudo, y me preguntaban si podía sentirlo. Estaba tan nerviosa viendo a hacer esto que realmente no sabía si podía sentirlo en absoluto. Entonces la señorita Dickey puso las manos sobre mis ojos, y que harían lo mismo, y entonces me pinchaba la mano con ella y me gritaba ¡ay! Hablaron como si yo no estaba allí como se discutió el hecho de que no se pudo evitar. Se repitió lo que había oído antes, que yo no viviría pasado los dieciséis años. Esto era tan atemorizante escuchar otra vez. Tenía visiones de que me llevaban a la morgue en el sótano. Cuando se fueron que tendría una charla muy larga con Dios, y cuando llegué a través, yo sabía en mi corazón que iba a vivir mucho tiempo y caminar.

En una de las visitas mensuales la discusión fue acerca de la forma en que trataban a los niños y adultos que tuvieron la polio. Cuando esta epidemia golpeó en la década de 1940 se abrió el hospital de la zona de West Ward, que estaba en un lugar diferente de lo que era. (El edificio donde yo estaba se llamaba la Sala del Este). Algunos de los que estaban siendo tratados por la poliomielitis se encontraban en estos grandes tubos de hierro, llamados pulmones de acero, y muchos de ellos en sillas de ruedas y no se podían mover muchas partes de sus cuerpos. Hubo un nuevo médico con el grupo este mes, su nombre fue el Dr. Morton, y fue llamado el *médico poliomielitis*. Él hizo las mismas cosas que hacían todos los meses con la herramienta y movía las piernas y los pies, pero tenía un punto de vista diferente. Sugirió que probaran el mismo tratamiento sobre mí que se utilizó con las víctimas de la polio.

Tía Catalina fue consultada acerca de la nueva terapia, ella le preguntó si pensaba que había contactado con la polio. Le dijeron que podría ser una posibilidad.

Más tarde se supo que durante la segunda fusión espinal en lugar, el médico cortó en las zonas profundas y pegó contra el sistema nervioso central que causa la parálisis. Esto le molesto mucho a la Tía Catalina. Ella me dijo que en los últimos años que quería demandar al médico por negligencia, lo que no era posible ya que estaba bajo la tutela del Estado.

Dos semanas más tarde me llevaron al edificio de la terapia. Yo estaba asombrado de todo el equipo que estaba allí: bicicletas, mesas, lámparas de calor, bares para aferrarse y ayudarse a caminar y una gran bañera ovalada de metal llamado un remolino. Oí a uno de los terapeutas comentar que mis ojos estaban como platos mientras miraba alrededor de la habitación. Viendo toda la terapia que estaba pasando y viendo que levantaban a una persona de la mesa y popnerlo de pie entre las barras y verlo dar un paso, yo sabía que en ese mismo momento que yo podría hacer lo mismo.

El terapeuta explicó que lo que estaba sucediendo se llamó la fisioterapia (terapia física en la actualidad). Ella me dijo que tenía un montón de trabajo duro que hacer si me iba a caminar, pero la mayor parte de todo lo que tenía que querer realmente hacerlo. Empezó por el roce de aceite en las piernas y los pies, después de que los colocaría bajo la lámpara de calor durante quince minutos. A continuación, se comience a mover el pie hacia arriba y hacia abajo y luego a trabajar en mi rodilla, y luego el otro pie y otra rodilla. Este procedimiento se realizó durante dos meses antes de empezar a conseguir algo de sensibilidad en mi pie izquierdo y la pierna. Este hecho no sólo era una alegría para mí, sino para todo el personal médico también. Durante el tercer mes que me pusieron en la bañera de hidromasaje en el que podía mover las piernas libremente. Pasó otro mes y nos dejaron usar la bicicleta estacionaria. Esta fue la tarea más difícil de todos, y me ponía muy inquieta sentada allí nomás andando. Juntaron un artilugio para conectar a la bicicleta para sostener un libro, así que era capaz de leer mientras que yo usaba la bicicleta. A veces quedaba sola, como las terapias de otras personas acompletaban el día. El terapeuta se sentó en su oficina, que tenía una gran ventana para que ella pudiera mantener un ojo sobre mí. Yo estaba realmente progresando muy bien.

El Dr. Morton me estaba revisando durante una de sus rondas semanales y dijo: "Hoy vamos a pie, un poco." Fue una sensación muy extraña, yo ya tenía sensibilidad en la pierna izquierda y sólo un poco en la dereca por debajo de la rodilla. Mi pie derecho no tenía ninguna sensación en absoluto. Él me levantó de un lado y señorita Dickey en el otro. Era evidente que mi pierna derecha estaba un poco más corta que la izquierda y que el pie derecho no había respondido a la terapia y tenía lo que se llamaba la caída del pie o la caída de los pies. Esto significaba volver a la sala de operaciones donde se estabiliza el pie derecho por lo que no se mueve adelante y atrás. Después de esta cirugía que se midió para los frenos y tuvo que tener un ascensor en mi zapato derecho para compensar la diferencia en el tamaño y por lo que no volvería a caminar con una cojera. Las muletas se menciona y me puse a llorar que no los quería. Le dije que sería muy duro tratar de caminar con las llaves, y yo podía aferrarse a los barrotes de las camas hasta que llegué equilibrada. Ellos me escucharon y me dejó a mi manera con eso. Fue una lucha hasta que lo dominé y me podía mover muy rápidamente. Me tomó unos cuantos tropiezos, pero acaba de levantarse enseguida y vuelva a intentarlo. Hice un montón de hablar con Dios y pidiéndole que toma mi mano y me ayude a como entré, y lo hizo.

Se decidió quitar el yeso y me pusieron en un corsé

ortopédico. Esto era mucho mejor que la escayola y mucho más ligero. Tía Catalina, que visitó mucho y fue el que firmó todos los papeles para mi cirugía, parecía encontrar siempre algo más que necesita los cuidados. Tuve un gran espacio entre los dientes delanteros, que no me importaba en absoluto. Rodaría un poco de cuerda y pegarlo en el espacio y decirles a los niños que crecieron un diente. Tía Catalina tenía otras ideas. La vi firmar más papeles y lo siguiente que supe que estaba en la oficina del dentista con estos feos apoyos de metal que los ponen en los dientes. El procedimiento hizo que mi boca quedara muy adolorida e hinchada. Yo apenas podía abrir la boca durante varios días. Tuve que tomar mucho líquido. Por supuesto, hoy estoy muy agradecida por todos los documentos firmados de la Tía Catalina. Les digo a mis hijos que yo era la primera estrella del Heavy Metal, los apoyos del metal en las piernas, la espalda y los dientes. Estoy segura que nunca lo habría hecho más allá de las máquinas de seguridad del aeropuerto.

Me gradué del octavo grado y estaba tan orgullosa de ser capaz de caminar a mi graduación. Tía Catalina me hizo un vestido rosa de tafetán. Yo llevaba el pelo en un *page boy*, que era el estilo de la época. Había cuatro de nosotros que se graduaron, incluyendo a mi amiga Angie. Aunque ella era mayor que yo, había perdido mucha escuela porque ella había estado muy enferma. Por no tener un pueblo donde yo vivía, no era posible para los maestros para obtener material para que me fuera más lejos, así que tuve que tomar cursos por correspondencia para los próximos dos años.

Mis Pensamientos Acerca de Dejar Lakeville

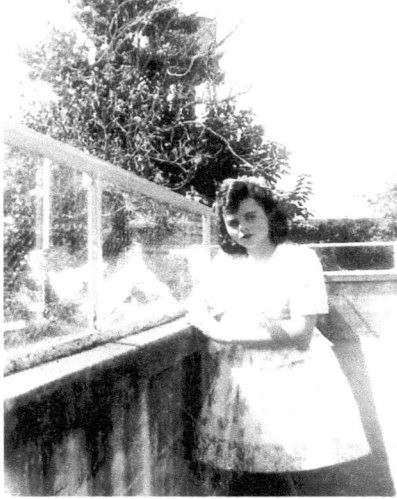

Me sentaba en el banco en el porche o la mentira en mi cama durante horas de descanso y me pregunto cómo era en el exterior. ¿Como serán las casas por dentro? ¿Qué se siente a comer en un restaurante, ir al cine o ir a una iglesia verdadera? ¿Cuál sería la escuela donde me gustaría asistir? ¿Cuántos niños habrá allí? Yo estaba acostumbrada a sólo dos o cuatro a lo sumo en mis clases y ahora con el curso por correspondencia quedaría sóla yo y el maestro. Otro pensamiento importante era lo que se siente al montar en un coche? No siendo bastante tres cuando entré en el hospital, yo no tenía ningún recuerdo de esto.

Tantas cosas y tantos lugares que no sabía nada. ¿Sería esto alguna vez? Yo realmente no tenía el deseo de irme, ya que esta era mi casa, pero si me pregunté.

Mi cumpleaños dió la vuelta otra vez, y Ginnie vino con su suegra Nana Reed. Llovía tan fuerte que apenas podía ver por las ventanas, pero estaban aquí con mi pastel de cumpleaños y regalos. Recuerdo haberle dicho a Ginnie que estaba engordando. Ella tenía puesta un vestido de color marrón y blanco que se veía muy bonito, pero su estómago sobre saltaba por su frente. Ella me dijo que iba a tener un bebé en enero. Yo estaba tan emocionada. Le pregunté si se trataba de un niño o una niña, y ella dijo que no sabía. Por supuesto, todas las preguntas acerca de cómo el bebé se puso en su estómago se acercó. No me recuerdo de las respuestas que me dieron, pero no importaba. Le pedí a Dios que le envíara a Ginnie una niña. Yo no podía entender lo que uno haría con un bebé varón. Después de todo, las muñecas que tenía eran todas las muñecas de las niñas.

Cuando le dije a la señorita Dickey sobre el bebé que ella me preguntó si me gustaría aprender a tejer. Ella me preguntó qué hilo de color que deseaba, y por supuesto, le dije rosa como yo estaba segura de que el bebé sería una niña. Ella tomó el dinero de mi cuenta y llegó al día siguiente con hilo y agujas de tejer y un libro con un patrón de botines de un suéter y un sombrero. Ella me dió un poco de lana de color naranja para practicar y aprender los puntos de sutura, que tomó muy poco tiempo para mí de aprender. En sólo un par de días tuve la oportunidad de comenzar en el equipo para el bebé, y me quedé en él hasta que se terminó todo. Yo estaba tan orgullosa de lo que había logrado y era muy pequeña y la más suave sombra de color rosa. Yo no podía esperar el bebé por venir para que yo pudiera dárselo a ella.

Acción de Gracias, Navidad, y luego era el mes de Enero de 1946 y el quince de ese mes Marjorie Helen Reed nació. Gordon llamó al hospital para decirles que me informaran de inmediato. El encargado de servicio me ayudó a terminar el equipo, y lo consiguieron en el correo al día siguiente.

Se envió una foto de la bebé. Era tan hermosa, tenía el pelo muy negro y hermosos ojos azules y era muy redonda y regordeta. Yo corría mis dedos sobre las fotos para ver si podía sentir y quisiera poder verla de verdad. Las reglas del hospital no permitían que una menor de doce años podría visitar. Oh, Dios mío, pensé, tengo que mejorar para que yo pueda salir de aquí y ver al bebé. Quiero tocarla y abrazarla y cantar con ella. El siguiente mes de junio, Ginnie, Gordon y Nana Reed vinieron a visitar con el bebé. Se obtuvo un permiso especial por mí para caminar por la rampa hacia el coche a verla y tocarla. Su pelo negro había desaparecido y ahora era un color dorado, sus ojos eran tan azules, y cuando la cargué era tan suave y tersa. Ella me sonrió. Mi corazón bailaba y me puse a llorar. Yo quería irme a casa con ellos, la primera vez que había pensado en marcharme. Dejé de llorar rápidamente como que estaba haciendo llorar al bebé. Ella llevaba el jersey rosa y botines que le hice. El sombrero no cabe más, tenía un montón de pelo. Cuando me tocó la mano me rodeó con sus pequeños dedos alrededor de la mía, y mi corazón sentía como si fuera a estallar. Me encantó este bebé, así es y como quería irme con ellos cuando se fueron.

A medida que se fueron alejando, yo los seguía en el interior del porche y las lágrimas rodaban por mis mejillas. Me detuve un momento y dije: "Dios, tienes que ayudarme a salir de aquí." Inmediatamente me fui y dije mi rosario y me puse a rezar la mayor parte del día. Yo quería tanto estar con Marjie. Yo tenía muchas más cosas que hacer antes de que pudiera salir. Yo todavía tenía que ser capaz de caminar sin aparatos en las piernas, y tenían una gran preocupación en cuanto a porqué la cicatriz del apéndice siguió a la fuga. Me fui a dormir esa noche con el corazón encogido. Tenía problemas para dormir y empecé a pensar en algunos de los empleados y qué parte se había jugado en mi vida todos estos años. Algunos de ellos no eran tan buenas para mí y los demás dejaron una huella real en mi corazón para el día de hoy. El hospital era mi casa y ellos eran mi familia.

Mi Familia Del Hospital

Había muchos miembros del personal en el hospital que realmente me impresionaron. Algunos de ellos fueron una influencia positiva y otros no. Sé que he aprendido de ambas personalidades, aunque a veces era doloroso.

La señorita Dickey: Ella era la jefa de enfermeras en el hospital a cargo tanto de la de niños y niñas de las salas. Ella sólo tenía unos cinco pies de alto, tenía el pelo blanco que se detuvo en un moño en la parte superior de su cabeza, sobre la cual estaba una gorra de blanco puro con una banda de negro alrededor de él. Ella nos dijo que era la gorra que llevaban las enfermeras cuando se graduan de la Escuela de Enfermería del Hospital General de Massachusetts en Boston.

Tenía los ojos azul hielo. Siempre llevaba un uniforme de manga larga y botas de cuero negro que llegaron a mitad de la pantorrilla de su pierna. La señorita Dickey muy rara vez sonreía. Ella fue una de las caras que veía cuando yo era joven y estaba asustada por las brujas.

La señorita Dickey haría sus rondas por la mañana y

consideraba de lo que se informó desde la noche anterior. Ella oía que yo estaba leyendo un libro debajo de mis cubiertas con una linterna y quería saber de dónde había sacado la linterna. Le dije que lo obtuve de Eunice cuando estuvo de visita. Ella tendía la mano, y yo metía la mano en uno de los bolsillos en la cama para entregarle la linterna. A continuación, se trasladaría a la cama de lado, y yo estaría dispuesta a sacarle la lengua, los niños se reían y ella me marchó a régimen de aislamiento durante el resto del día. Se me permitiera asistir a la escuela, pero eso fue todo. Mi cama se colocó en la habitación con todos los armarios de metal para el día. Al final del día, yo prometía ser buena y que sería devuelta a la sala.

Parecía como si yo nunca podría ser lo suficientemente buena para la señorita Dickey. Era la tarde del martes y el tiempo para el cine. Yo estaba en la camilla lista para funcionar. La chica a mi lado me hizo una pregunta que me respondió, y la señorita Dickey estaba cerca. Ella preguntó: "Gale, es que estás hablando?" Y en el fondo de mi mente me acordé de ella diciendo que nunca son castigados si dicen la verdad por lo que admití haber hablado y la señorita Dickey le dijo a la ordenada para que me llevara de vuelta a mi cama. Supe entonces que nunca volvería a confiar en ella con la verdad de nuevo. Se hizo difícil para mí cuando fui a la confesión una vez al mes como yo tendría que decirle al sacerdote que había mentido. Él sólo me decía que diciéra los padres nuestros y Ave Marías, y ya que era uno de mis cosas favoritas para hacer que no me importó en absoluto. Cuando yo iba a salir del hospital, le dijo a Ginnie y Gordon que yo era muy mala y que tendrían que verme. Ella también me dijo que estaba loca por los chicos porque yo tenía un novio en el hospital, que no era aceptable, pero lo interesante fue que acabamos de escribir las letras y el mejor personal los libraría de ida y vuelta. Nuestro secreto no era para que la señorita Dickey supíera sobre él. El mejor equipo de la señorita Dickey fue que ella me enseñó a tejer y bordar y hacer los rompecabezas. Trató de no dejar que usted fracasara en cualquier cosa, y cuando cualquiera de nosotros se desanimaba su frase favorita era: "Creo que puedo, creo que puedo, sé que puedo hacerlo." Ella nos dijo que es lo que el *pequeño motor* había dicho.

Siempre me acordaba de lo que la señorita Dickey me dijo cuando mi amiga Angie murió, "Sólo los buenos mueren jóvenes." Escuché unos cuantos años después de salir del hospital que la señorita Dickey estaba bien en sus noventa años cuando murió. Todavía pienso en su declaración a mí y me pregunto si ella se sentía que a ella se aplicaba.

La señorita Buttercup: Uno de los asistentes que me gustaría olvidar, ella era muy cruel con todos nosotros. Ella era una señora muy severa en busca de las gafas y el pelo rubio. Ella siempre se veía limpia y que usaba un pañuelo en el bolsillo de su uniforme que tenía una ventaja grande bordado en él. Uno de los niños se lo había hecho para ella. Desafortunadamente, ella no la trataba muy bien tampoco. Una noche estaba obligando a uno de los más pequeños a comer la cena. El niño sólo tenía cuatro años de edad en el momento, y la cosa favorita de la señorita Buttercup de hacer en caso de que no quería comer era el de embarrar la cara con nuestra comida. Empecé a orar y pedirle a Dios que por favor parara. Pequeña Ellie estaba gritando, y su carita estaba cubierta con los alimentos y era de color rojo brillante. Decidí que iba a decirle a la señorita Dickey en la mañana, ya que no era justo tratar a los niños pequeños de esa manera. Ellie estaba vomitando toda la noche. La señorita Dickey escuchó y no dijo demasiado. La siguiente noche, la señorita Buttercup estaba de nuevo en servicio. Ella vino caminando en la sala y me miró directamente. Sus ojos tenían el fuego en ellos. Ella preguntó: "¿Sabía hoy usted chismes sobre mí?" Dije yo que sí, demasiada asustada como para mentirle. Ella dijo: "Yo te mostraré lo que sucede a los niños que andan de chismosas." Se desató el delantal de la correa alrededor de mí y me levantó por el cuello de los actores y la barra entre las piernas, me puso en el suelo, y me arrastró aferrarándose de la barra, mi cabeza golpeando por el suelo, mi pelo quedando todo gruñido y sintiendose como si estuviera siendo sacados por la fricción con el suelo. Yo estaba demasiada asustado para llorar aún. No tenía idea de lo que su plan era para mí.

Cuando llegó a la zona con las bañeras y duchas, se dio la

vuelta en la ducha y me acostaron en el área pequeña. Acabo de instalarme y no tenía espacio para moverme en absoluto. Se dio la vuelta de la ducha en el duro real y el chorro de agua fría vino en mi cara. Me gustaría tratar de dar vuelta a mi cara mientras yo pensaba que iba a ahogarme. No había lugar para mí de seguir, y yo estaría escupiendo y ahogándome en el agua que llenaba la nariz y la boca. Después de lo que parecieron horas para mí, me preguntaba "¿Has tenido suficiente?" Apagó la ducha. Haría falta un minuto o dos para recuperarme el aliento. Bueno, no era lo suficientemente rápido para ella y empezó con la ducha de nuevo. Cuando se apagó la segunda vez que me contestaría a su real con rapidez. Ella me levantó y se que me fuera y me dice que mejor no delatara su mañana o me iba a empeorar la noche siguiente. Cuando volví a la sala, los niños estarían esperando a que yo les diga lo que pasó, pero yo no iba decirles nada. Yo sabía que si le decía a alguien, ellos iban a recibir el mismo tratamiento. Yo había visto esto antes y no iba avolver a arresgarme.

En otra ocasión, cuando estaba de pie y caminando, yo

estaba usando el baño y pude oír una pelea pasa fuera, así que miré hacia abajo en el puesto y la señorita Buttercup estuvo deteniendo la cabeza de uno de los niños bajo el agua en el fregadero que había llenado. Ella me sorprendió espiando y tomó el otro chico de vuelta a la sala. Cuando volvió, yo me estaba lavando las manos, y ella me agarró del pelo y me dijo que simplemente no sabemos lo suficiente a la mente de su propios negocios. Ella llenó el fregadero y me sostuvo la cabeza bajo el agua. No había manera de escapar de esta mujer malvada. Ella tenía el control total para hacer lo que ella eligia. Quería decirle a mi familia, pero yo ya había probado eso y terminé en más problemas.

Tuve un tiempo difícil para comer carne si tuviera grasa (nuestra carne siempre se muele). La señorita Buttercup tomaría la placa de ponerlo en el refrigerador, y cuando el resto del personal salió de servicio, ella me obligaba a comer la carne. A ella le tire un pedazo de mi pelo hasta que lo hice. Cuando empecé a palear la carne, ella se iría. He aprendido a tomar la carne y se apisona en el lado de mi cama, mi cama era una que podría ser subida de lo que tenía un bonito lugar para su almacenamiento. Luego, simplemente se secaría y me lo saquen, cuando fueron trasladados al porche. Le escribí una tarjeta postal a Eunice sobre el tratamiento, no teniendo idea de que el correo fue puesto en una bandeja en la cocina y el personal tenía el privilegio de leerlo. Una noche a las diez, la enfermera de turno esa noche, señorita Pala, vino con una linterna, un lápiz, y la tarjeta postal y me dijo que borrara lo que escribí y escribir algo bueno. Le dije: "No." Ella me agarró por la trenza en el pelo y lo jaló muy duro hasta que finalmente cedí y lo borré. Tía Eunice podía leer algunos de lo que primero se había escrito y ella vino a hablar con la señorita Dickey. Le dijeron que me encantaba inventar historias, y que tenía una gran imaginación. De hecho, me llamaban el narrador de la sala de las niñas. Le aseguró a la tía Eunice que el personal era muy bueno con los niños y que no se preocupen. Tía Eunice dijo que me creía, sino a esforzarme más para ser buena. Me puse a llorar y le pregunté si iba a llevarme a casa. Sus ojos se llenaron y me dijo: "Me encantaría mi reina, pero no puedo en este momento. Pero un día lo haré." Yo la creí.

Después de eso, cuando tuve la necesidad de contar en el personal, me gustaría hablar con Dios y la Santísima Virgen y les digo que sabían que iban a guardar mi secreto. A todos nos hablan de la forma en que deseaba que la señora Buttercup se iría. Incluso me atrevería a tener los otros niños para rezar el rosario conmigo y orando a Dios.

Un día la señorita Buttercup y la señorita Dickey enzarzaron en una pelea en el baño de las niñas. Había latas grandes, de estaño en el cuarto de baño con desinfectante en ellos para poner las hojas en que se ensucie. Un par de nosotros los niños estabamos lavandonos y cepillando los dientes. Tratamos de no mirar. La señorita Buttercup estaba tan fuera de control que ella cogió la señorita Dickey y la echaron en una de las grandes latas con el desinfectante. Salí corriendo y llamé a la señorita Currie, la enfermera de la segunda carga. Ella entró y ayudó a la señorita Dickey; la señorita Buttercup salió de la habitación y nunca volvimos a verla en el hospital. Por primera vez la señorita Dickey me dio las gracias y me dijo que era una buena chica.

Yo estaba muy afectada por la forma en que la señorita Buttercup nos había tratado. Muchos años después de salir del hospital no he podido entrar en la ducha. Yo nunca había aprendido a nadar, y el agua se convirtió en un gran temor. Yo no sería capaz de recuperar el aliento, y me asusta. Puedo entrar en una ducha ahora. Me enteré que era posible con prender el agua antes de entrar.

Tommy R: Este hombre reemplazó el personal malvado en el hospital. Siempre estaba alegre y nos mantendrían entretenidos cuando se iba a hacer su trabajo. Él era un hombre bajito con el pelo gris, un pequeño bigote, y un brillo en sus ojos. Tommy trabajaba en la cocina preparando las bandejas listas para las comidas. Él comenzó a las seis am. Él ponía las bandejas, vierta el jugo de naranja, y hacía el brindis y se vierte encima la mantequilla derretida. También iba a barrer los pisos y pulirlas con una gran máquina. Los suelos eran de un color medio marrón, y cuando Tommy pasaría por pulir los, sería tan brillante que se podía ver su cara en ellos. A él le gustaba hacer lo que él llamaba *jingles* para nosotros, y que iba a hacer esto usando nuestros nombres y haciendo tonterías de rima con ellos. Mi jingle especial era:

Gale, Gale, ella se ve tan claro

Ella nunca se come la espinaca

Ella siempre come la col rizada

Cuando está enferma

Ella utiliza el cubo de la basura.

No importa cuántas veces me gustaría escuchar este estribillo que se reía y reía, y Tommy no se cansaba de decirlo. Tenía una especial para todos. Cuando yo estaba de pie y caminando otra vez, tuve la oportunidad de ayudar a Tommy en la cocina por la mañana. Que obtendría las bandejas listas con él y exprimía el jugo de naranja fresco. Me enteré de que le tomaba tres naranjas para llenar una taza. Él siempre me decía que viera si habían semillas, y luego la doble verificación, ya que no quería que nadie se ahogue. Mi cosa favorita fue la mantequilla de la tostada. Él derritía la mantequilla y se ponía a verterlo en un recipiente, y me gustaba tomar una cuchara y la lloviznaba sobre el pan tostado. Él me dijo un día que era la mejor ayudante que tenía. Sé que caminé más alto desde ese día.

Un día me di cuenta de que Tommy no estaba por un tiempo. Pensé que podía estar de vacaciones pero nunca regresó. He oído hablar del personal, y mencionó que tenía un ataque al corazón y murió en el camino al trabajo. Me sentía tan triste y empecé a llorar. Siempre me sentí segura cuando se sabe que Tommy estaba cerca. Le pedí a Dios que sea muy bueno con él en el cielo y para asegurarse de que tenía un montón de pan para comer y de beber el jugo.

Muchos otros miembros del personal han dejado una huella en mi corazón, una era la **señora Tommie**, que nos enseñó un montón de canciones y que tendríamos que cantar a coro cuando ella estaba de guardia. Ella tenía una voz hermosa y era muy amable. Por ella supe casi todas las canciones que fueron muy popular durante la época de la Segunda Guerra Mundial.

Luego había la **señorita Zee**, ella era muy especial. Cuando ella se encontraba de servicio de hora de descanso, ella venía a mi cama y susurraba mi nombre y me entregaba una taza de la bebida más deliciosa llamada Pepsi Cola. Me encantó la forma en que lo haría efervescente y las burbujas me hacían cosquillas en la nariz. Ella acababa de hacerlo en el horario de verano. Todavía es mi bebida favorita, una especie de alimento de la comodidad para mí. La señorita Zee era una pelirroja, y me gustaba hacer un montón de pañuelos de borde de ganchillo para que se lo pusiera en el bolsillo de su uniforme.

Otro favorito era la señorita Currie, tuvo a su cargo en los días de descanso de la señorita Dickey. Era alta y pesada. Siempre se puede decir cuando ella venía a la sala, ella estaría tarareando una canción. Ella me daba un caramelo, aunque no terminaba mi cena. Yo siempre podría depender de una palabra amable de ella y una palmadita en el brazo que ella llamó un abrazo. Se diría que usted no puede sentir un abrazo por todo ese yeso.

La señorita Pelican: Ella era la asistente social, una dama que tenía un aspecto muy cómico y así actuaba. Sólo verla me haría reír. Ella me comience a ondear, gritando

"¡Hola Gale!" Antes de que ella estaría en la sala. Su tez era oscura y sus ojos eran como canicas negras. Tenía una nariz y la boca muy grandes. Siempre llevaba una falda plisada y chaqueta de tweed y plana de atarse los zapatos oxford. No hay que olvidar que ella siempre usaba una boina. Su sonrisa se extendía por su cara, y venía con noticias de haber visto a mi Ginnie en el hospital de North Reading, que alcanzaría en su maletín negro y sacaba una carta de Ginnie. A mí me gustó cuando la señorita Pelican llegaba al hospital, ella siempre tenía algo bueno que decir y aportar.

La señorita Tibby: La terapeuta ocupacional en el hospital y alguien que fue muy importante en mi vida. Sus enseñanzas me inspiran e influyen aún hoy en día. Señorita Tibby era una mujer alta, delgada, con gafas y de pelo gris muy corto. Ella tenía la disposición más dulce. Ella nunca se enfadaba con nosotros y su paciencia fue fenomenal. La señorita Tibby nos explicó que la terapia ocupacional es una forma de tratamiento que nos enseñan a usar las manos y aprender las habilidades para mantener la mente ocupada, lo que nos ayudaría después de salir del hospital.

Una de las primeras habilidades que aprendí fue a coser. La máquina de pedal fue la primera máquina de coser que he usado. El primer proyecto que trabajé fue una falda, el material era de paño pesado y era de color amarillo mostaza. Era una falda muy completa y alrededor de la parte inferior cosí grande y roja, verde y azul *rick-rack*. La señorita Tibby me sugirió que hiciera un sombrero de estilo de imagen para irme con ella. Le hice el sombrero y le puse el mismo asiento sobre el. Cuando lo probé en Miss Tibby dijo que parecía una pequeña flor. Yo estaba tan contenta conmigo mismo y realmente me gustó el tratamiento que se llama OT.

Me emocioné cuando la Tía Catalina vino a visitar. Hizo toda la ropa para mí, yo no podía esperar para mostrarme lo que había hecho. Estaba muy orgullosa de mí y me dijo que yo debería mantenerme cosiendo porque yo había hecho un trabajo realmente bueno.

La señorita Tibby fue también responsable de los asados de *weenies* (salchichas). Nos dejaron a asar nuestros propios perros calientes por el mantenimiento de un tenedor de metal de largo en la chimenea que fue construida de rocas. Me gustaban realmente los mios ennegrecido. A veces me los tendría por tanto tiempo sobre el fuego que me los perdería. Después de que el tostado de malvaviscos nos reuníamos para jugar. Por supuesto, todos nosotros las jóvenes nos sentíamos tímidas o mareadas debido a que se interactúa con los chicos, lo que no sucede muy a menudo, así que no tienen mucha oportunidad de acostumbrarse a él.

El programa de OT significa muchas cosas para mí. Me encantaba hacer regalos para mis tías y las enfermeras en el hospital. Los proyectos de madera eran muy divertidas. Me gustaba el olor de la madera cuando lo haría con la arena y luego el acabado brillante después de la tinción y poner en una capa de goma laca. El tiempo se iba tan rápido cuando yo era parte de este grupo. Una de las cosas divertidas que hicimos en el tiempo extra era para sentarse en un círculo y hacer muecas, y la señorita Tibby le daría un premio a quien hizo la más divertida. He recibido muchos de estos premios desde que hice reír a la gente,y era lo que más me gustó. La señorita Tibby podría hacer algunas muecas bonitas también. Aprendimos a jugar a las cartas y juegos de mesa y socializar en un grupo mixto. Pensaba en lo que yo quería ser cuando fuera grande y salí del hospital, a veces era enfermera, pero la mayor parte del tiempo que iba a ser una terapeuta ocupacional al igual que la señorita Tibby (y de hecho lo hice con el tiempo trabajar como una profesional Terapeuta desde hace 26 años). Había otra señora que enseña el programa denominado Miss Botones, ella era más joven que la señorita Tibby y muy agradable. Ella nos enseñó cómo trabajar con plexiglás. Era un nuevo producto que se veía como el cristal pero no se rompen tan fácilmente. Yo estaba trabajando en un marco de imagen. El olor de las plexiglás cuando fue trabajda con arena no fue una agradable como la madera y mucho más difícil de trabajarlo con arena arena. Yo sólo tenía una pieza más para terminar antes de ponerlo todo junto. No había ninguna OT en el fin de semana, así que esperé a la tarde del lunes para venir para que yo pudiera terminar mi proyecto. Miss Botones nunca regresó. Ella se había ido para el fin de semana y se había ahogado en el mar. La señorita Tibby dijo que iba a ayudarme a terminar mi proyecto, pero nunca lo hice. Me sentí triste cuando trataba de trabajar en él. Le dije a la señorita Tibby que no quería terminarlo. Era tan difícil de entender por qué la gente tenía que morir. A veces hablábamos de como era el mundo exterior, me sentía emocionada y asustada. Todavía estaba indecisa acerca de marcharme a excepción de poder estar con el nuevo bebé Marjie.

Preparando a Irme

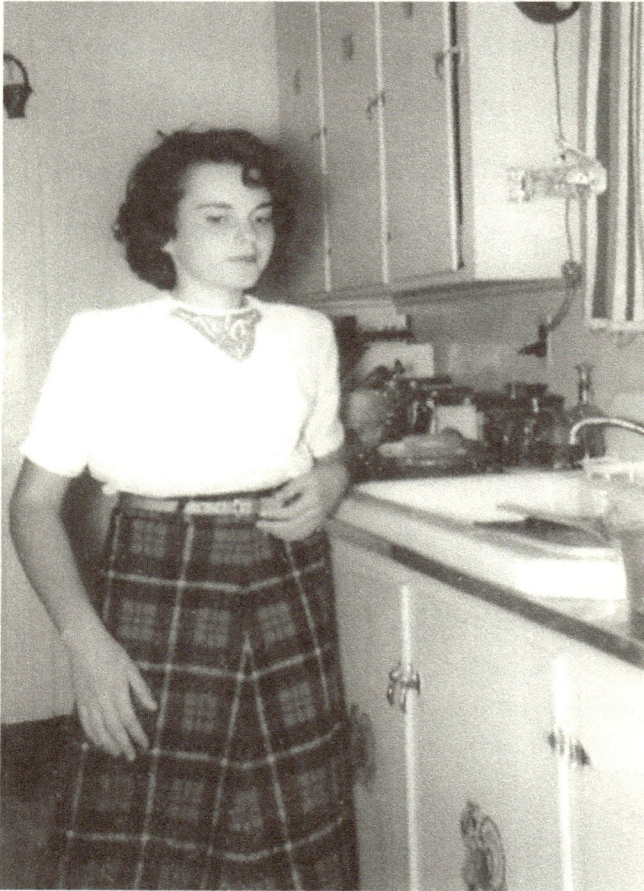

Los dos años siguientes los pase en terapia física para aprender a caminar sin las llaves. No fue doloroso, aunque me hicieron tomar un montón de práctica y algunos días parecía que estaba llegando a ninguna parte. Los médicos y enfermeras podrían ver la mejora, sino que fue difícil para mí, como yo estaba impaciente y quería caminar.

Seguí tomando cursos por correspondencia y leer libros durante el verano. Yo tenía una hermosa biblioteca de libros que los familiares habían traído para mí, y he leído muchas veces. Belleza Negro era uno de mis favoritos, la serie de Cherry Ames enfermera también fueron mis favoritos. Yo todavía sueño de convertirme en enfermera y ayudar a los demás.

Se decidió que iba a ser sacada de los terrenos del hospital de la ciudad de Middleboro para que yo pudiera tener una idea de lo que era el mundo fuera del hospital. La señorita Pelican, la trabajadora social, no estaba disponible, sino que envió a un nuevo trabajador social llamado la señora Mac para que me llevara. Yo estaba emocionado por el viaje. Tuve mi primer paseo en un coche (no recuerdo mi último viaje a los tres años). Estaba tan emocionada sentada allí viendo los árboles van volando y los coches a veces nos pasaban. Lo primero que hicimos fue ir a una tienda de ropa sólo para ver todos los diferentes tipos de ropa. A continuación, nos fuimos a una tienda de zapatos y luego el lugar más emocionante fue la heladería. No tenía idea de qué pedir. La señora Mac trató de hablarme de un refresco, un banana split, y un frappé. Todo parecía abrumador para mí, le dije que iba a tener todo lo que tenía. Su elección fue un helado de café, crema soda, yo nunca tuve nada de lo que supo tan bien. Me di cuenta de que ella me estuvo viendo un par de veces, y ella me preguntaba si lo estaba disfrutando, y yo sacudaba la cabeza que sí y no pude hablar hasta que se terminó. Entonces nos llevaron de vuelta al hospital. Miro hacia atrás, hoy en día, y creo que aquí tenía catorce años de tener a mi primer paseo en un coche y mi primer viaje a la tienda y lo mejor de todo fue mi refresco y primero helado. ¡Qué feliz era en ese día! Me pregunté si la señora Mac me va a llevar de nuevo y para mi sorpresa me dijo que sí. Esto ocurrió una vez al mes para el año pasado estuve en el hospital. En ese momento yo era capaz de ordenar mis propios refrescos.

Yo tenía las llaves que hayan retirado, pero tuvo que continuar a usar el ascensor de seis pulgadas en mi zapato derecho, como mi pierna derecha es más corta que la izquierda. Yo tenia sensibilidad en la pierna izquierda, pero no volvió adecuadamente desde justo debajo de la rodilla hacia abajo, y la propia pierna estaba mucho más delgada. Todavía llevaba el corsé en la espalda, y los médicos dijeron que cuando lo hice salir del hospital que tendría que usarlo por un tiempo. El otro problema era que nunca se me cicatrizó del apéndice sanado. Se sigue teniendo una llaga abierta que tenía un poco de drenaje que sale de ella. Esto tenía que ser atendidos en una base diaria y que tendría que ser examinado cuando salió del hospital.

La decisión tuvo que ser hecha en cuanto a dónde iba a vivir cuando salí del hospital. Tía Catalina estaba en sus setenta años, y ella tenía un corazón malo y sería incapaz de cuidarme en el exterior. En lo profundo de mi corazón que yo quería irme a vivir con Ginnie y Gordon por lo que podría estar con el bebé Marjie, y yo le pedia a Dios y le pedimos que por favor, ayudar a que esto suceda. Tía Catalina estaba haciendo planes para enviarme a un orfanato Católico como ella sabía que era imposible para ella que me llevara. Cuando Gordon, que era el marido de Ginnie, se enteró de esto le molestaba, le pregunté por qué él y Ginnie no me podían llevar. Tía Catalina dijo que para que esto suceda que tendría que renunciar a la tutela, y Ginnie tendría que tomar el relevo. De lo que me dijeron que esto no sería un problema para Ginnie y Gordon, ambos sintieron que me habían institucionalizado el tiempo suficiente y que no debería tener que ponerme en otro. Los planes fueron hechos y se pusieron en marcha, y lo primero que ocurrió fue el cambio de tutela.

La siguiente decisión fue hasta el estado, aunque la Tía Catalina era mí guardián, yo todavía era considerada como bajo la tutela del Estado de Massachusetts. Se haría una investigación exhaustiva sobre la vida de Ginnie y Gordon para ver si ellos sentían que estaban calificados. Esto significaba tener que ir a su casa y comprobar todo. Cuando se dieron cuenta de que Ginnie había estado en un hospital de la tuberculosis de los pulmones y que se fue para los tratamientos para mantener el pulmón que se colapsó, consideraron que tener que cuidar me era demasiado responsabilidad por su salud. También les dijo que yo tendría que tener mi propia habitación, y sólo tenía una casa de dos dormitorios. Otra observación y sugerencia fue que iba a necesitar a alguien que la ayudara a cuidar de mí, como que necesitaba para ver su estado de salud y el cuidado de una persona adicional, más un adolescente era demasiado.

Más planes fueron hechas, y la Tía Catalina les daría a Ginnie y Gordon dinero para agregar otras dos habitaciones a su casa, y la madre de Gordon vendría a vivir con ellos. Los planes fueron hechos también por una enfermera visitante a entrar por un mes y enseñar a Ginnie cómo cambiar el vendaje en el vientre de mi cicatriz de apéndice. Con todo esto en su lugar, se fijó una fecha para que yo salga del hospital el 5 de octubre de 1948.

Empecé a preguntarme si esto iba a ser como mis sueños, donde la Tía Eunice vendría a llevarme a casa y me gustaría caminar por la rampa para entrar en el coche y el coche desaparecía. He soñado tantas veces y otra vez. ¿Esto sucederá el 5 de octubre de 1948?

El primero de octubre, el personal tuvo una gran fiesta

para mí. Hubo un gran pastel y un montón de regalos y tarjetas, así como hablar mucho acerca de lo que era en el mundo exterior. Cada miembro del personal comenzó a decirme cosas que les recuerde de mí. Mi sonrisa que parecía ser la parte superior de la lista y mi naturaleza diabólica. Hablaron de lo fuerte que era y que me entrega a Dios y a la Santísima Virgen, y se menciona que mi fe es lo que me ayudó durante momentos difíciles para muchos. Querían saber quién iba a dirigir el cantar-a-coro cuando me fui. Yo sabía tantas canciones que no conocían.

Ellos querían que hablara de todas las cosas nuevas que se experimentan en el interior y profunda que estaba empezando a sentirme sola y asustada. Todos me decían que estaría descubriendo cosas en el exterior que los niños de mi edad habían sido consciente por un tiempo muy largo. Me garantizaron que el mundo exterior era muy emocionante y que me encantaria.

Tía Catalina le dijo a la Señorita Dickey que ella no quería que yo me trajera mis pertenencias de cualquiera a su casa. Traía un traje nuevo para irme a casa o enviar con

Ginnie. Yo iba a dejar toda mi ropa, juguetes y libros en el hospital. Para mantenerme ocupada los últimos días me pidieron que escribiera en todos mis libros: dedicado a Lakeville Sanatorio Estado por Gale Logan. Nunca me di cuenta cuántos libros que tenía yo. Me sentí orgullosa de que yo era capaz de dejar a los otros niños.

No me sentia tan bien por tener que dejar a mis muñecas. Nunca se me ocurrió que tendría que abandonar mi muñeca de cabeza. Esto fue lo más difícil para mí. Yo le pedi a Dios durante la noche que no dejara que esto suceda. Estar llorando y suplicando no me hacia ningún bien, la decisión se había tomado, entre ellas la de mi muñeca de cabeza Marianne.

Ginnie y Gordon vinieron a recogerme en un hermoso día de Otoño, me llena de asombro de lo que estaba por venir. Me despedí de todo el personal, incluyendo a la señora Jay, mi maestra, y la señorita Tibby, la dama del Antiguo Testamento. Ellos fueron los más difíciles para decirles adiós. Sra. Jay me dijo que me encanta la escuela y que no tenía nada de qué preocuparse porque yo era una niña muy inteligente. La señorita Dickey me dijo adiós y dijo que no es tan malo como si estuviera en el hospital. Ella era incapaz de ser cariñosa. Tomé un riesgo, y le saqué la lengua como yo sabía que no podía hacer nada al respecto. Yo me iba.

Mientras caminaba por la rampa, empecé a sentir ansiedad por temor a que el coche desaparecería como en mis sueños. No se hizo y Gordon abrió la puerta de atrás para mí. Le pregunté dónde estaba Marjie, y me dijeron que estaba en casa en Malden esperándome con Nana Reed, la madre de Gordon, que estaba cocinando la cena para nosotros. Fue un paseo muy largo a Malden, alrededor de tres horas desde el hospital. El paso por Boston fue de miedo. El ascensor se entrena el ruido de arriba hace mucho, Gordon se reía cuando yo pude eludir la cabeza cuando los trenes pasaban, yo estaba asustada por lo que mi estómago se sentía como si estuviera a punto de vomitar. Yo sé que él no entendía qué miedo era para mí. Yo tenía una cartera nueva que Ginnie me trajo, y yo tenía mis cuentas de un rosario en el interior de la misma, así que les salió y empezó a decir que como siempre me hizo sentir mejor. Nunca he visto tantas casas y tiendas y coches. Era tan difícil de creer que esto era lo que parecía fuera del pequeño mundo del hospital donde había estado viviendo durante los últimos doce años. ¡Qué poco esta muchacha de catorce años sabía de este mundo. Todos los olores en el aire eran tan diferentes, yo realmente estaba preocupada por los gases de escape de los coches. Yo estaba acostumbrada al olor de las flores y los árboles y la hierba, y se trataba de un olor a mi nariz. Los árboles a lo largo de los caminos eran muy bonitas, las hojas se volvían bellos colores y el aire era claro y nítido. Se nos acercaba rápidamente la calle Lincoln en Malden, Massachusetts, donde yo iba a vivir para los próximos seis años.

Cuando salí del coche mi corazón latía muy rápido. Subí la escalera del fondo del pasillo y me di cuenta que era la primera vez que subí las escaleras por lo que me acuerdo, el hospital sólo tenía las rampas, no habían escaleras. Podía oler la comida que se estába cocinando, algo que también era nuevo como nuestra comida que se trajo de la cocina principal en un carro de vapor de agua, de la comida sólo me recuerdo del olor de una tostada. La puerta se abrió y allí estaba Nana Reed y Marjie. No era más que un año y medio años de edad, estaba tan feliz de verme como yo a verla. El vínculo entre Marjie y yo era uno que iba a durar para siempre. Nana Reed me dio un abrazo grande y acogedor, y dijo, "Entra a Este es su nuevo hogar." Recuerdo que un aspecto tan pequeño para mí era en comparación con las salas grandes y abiertos del hospital. Las habitaciones eran de diferentes tamaños y muy pequeños. Ginnie me llevó arriba para mostrarme mi habitación y la habitación de Nana Reed que estaba cruzando el pasillo. Era una habitación de buen tamaño, pero parecía tan lejos de todo el mundo excepto Nana Reed. Ginnie me mostró el armario con ropa nueva en el mismo y los sorteos de camisones, ropa interior y calcetines. A continuación, bajó las escaleras para la cena. Nana había cocinado un estofado. Tenía la carne en un plato sobre la mesa y también las verduras y el pan y la mantequilla. Esta fue una experiencia nueva para mí, la comida siempre estaba en nuestros platos, cuando lo conseguimos, y nunca había puesto mi propia comida en un plato. Hacía mi pan con mantequilla y la comida siempre venía que no estaba caliente. Tuve que dejar mi comida permanecer en el plato hasta que se enfríaba. Cuando Ginnie me llevó a visitar a mi doctor primero, ella le dijo que tenía un problema de alimentación. Él me preguntó si echaba de menos la cocina del hospital, y yo le dije "No, me gusta la cocina, pero es demasiado caliente." Nana había hecho un pastel de chocolate agradable y no tuvimos el helado con ella. Yo estaba realmente muy completa. Le pregunté si me podía ayudar con los platos, y no dijo hoy como fue mi primer día. Fue alrededor de las siete y media cuando terminamos de comer. Ginnie me dijo que debía lavarme e irme a poner mi camisón y bata, y luego volver abajo y leer un cuento antes de acostame para Marjie. Cuando entré en el cuarto de baño no podía creer lo pequeño que era. El que está en el hospital tenía ocho sumideros y cuatro puestos de venta, lo único que podía mover con ellas acerca Marjie no iba a dejarse de mi lado. Entró en el pequeño cuarto de baño conmigo como yo me lavé la cara y me lavé los dientes. Ella no era capaz de subir las escaleras hasta el momento, así que subió y se metió en mi camisón y una bata y bajó leer un cuento a ella y le dijo sus oraciones y la metió en la cama. Le dio las buenas noches a Ginnie, Gordon y Reed Nana, y yo subí a mi habitación. Me metí en la cama, apagué la luz, y no estaba preparada para lo que sucedió después. Me sentí abrumada por la soledad y comenzé a llorar. Que me estaba perdiendo a todos mis amigos en el hospital, yo estaba acostumbrada a decir buenas noches a ellos y hablar con ellos después de que las luces se apagaran. Cuando Ginnie subió las escaleras para asegurarse de que llegué a la cama bien, vio que tenía la cabeza cubierta y levantó la tapa y me encontró llorando. Se sentó en el borde de la cama y me preguntó qué me pasaba, y yo le dije que me estaba perdiendo mis amigos, y yo estaba muy sola y ojalá que tenía mi Marianne, muñeca de cabeza. Le pregunté si podía escribirles al hospital y preguntar por ella. Ella dijo que lo haría, pero nunca la hice saber si ella lo hizo y nunca volví a preguntar. Finalmente me quedé dormida y me desperté a la mañana siguiente por Ginnie para que Marjie me podia traer a mi habitación, y ella se sentó en el borde de la cama y me trajo una de sus muñecas para mi habitación.

Mi primo Ralph vino a llevarme a un restaurante, dijo que había estado esperando este día durante mucho tiempo. Conducía muy rápido y a menudo agitar el brazo por delante del parabrisas en el coche, y yo le preguntaba qué estaba haciendo. Su respuesta fue, "(Estoy) Cepillando de distancia las luces rojas." No tenía ningún sentido para mí. Llegamos al restaurante y para mí se veía oscuro en el interior, aunque era de día. Yo nunca antes había estado en un restaurante, nomás el lugar de helados. Ralph pidió mi comida, que muy poco me comí. Me comí el postre, era el pastel de manzana con helado. Sólo dimos la vuelta y luego volvimos con Ginnie. Me preguntó si me gusta ir al restaurante y le dije: "No, es de noche en los restaurantes y la comida está demasiado caliente."

Llegó el día para inscribirse en la escuela. Yo iría a una escuela secundaria llamada Beebe Secundaria. Lo primero que tenía que hacer era hacer una prueba, porque yo había ido sólo para el séptimo grado en el hospital. Me pasó la prueba sin ningún problema y me pusieron en el noveno grado. Mis clases estaban todas llenas de niñas, y esto lo hizo más fácil para mí, pero todo el cambio de estar en clase con más de dos o tres niñas era muy diferente. Yo estaba muy tranquila y que trataría de entender todo lo que las otras chicas estaban hablando, pero había cosas que yo nunca había experimentado y sabía que no había experimentado mi forma de vida. Pensé que podía aprender mucho con sólo escuchar. Todo el mundo era muy amable y agradable para mí. Dos niñas, en particular, que no viviann demasiado lejos de mí, me tomaron bajo sus alas y tuvieron una fiesta para mí por presentarme a todos los otros niños. Después de la escuela nos juntábamos en una de sus casas, y me enseñaron a bailar y también me presentaron a algunos de los chicos de su grupo. Una de las chicas, llamada Priscila, fue la mejor, pasé mucho tiempo en su casa y ella me ayudó a aprender sobre el mundo exterior. Me iba a los bailes en las noches de viernes, y nos íbamos al cine o simplemente nos reuniamo para escuchar discos. Yo no las invitaba a mi casa como Ginnie no quería que yo las tuviera allí, ella dijo que lo mejor sería que debía aprender a salir y socializar.

Una gran parte de mi tiempo libre estaba ocupado por Marjie, ella era como tener una muñeca de carne y hueso. Yo la llevaba a pasear en su cochecito. Nos deteníamos en la tienda y me gustaría comprarle caramelos de peniques o alguna chuchería. Yo no podía estar con ella lo suficiente.

Algunas de las cosas difíciles para mí fueron cuando caminaba de la escuela y los dos niños que vivían al otro lado de la calle de mi casa, que eran alrededor de seis y ocho años de edad, se sentaba en la acera y cantaba mientras caminaba por el, "zapato grande, calzado grande." Me gustaría perder el equilibrio y dejar el tobillo opuesto con el ascensor en mi zapato. En el momento en que entramos en la casa, mi calcetín estaría cubierto de sangre. Yo vendría en la casa con lágrimas corriendo por mi rostro, y Ginnie me preguntaba qué estaba mal. Yo le decía y ella iría a hablar con los padres. No hacía ninguna diferencia. Tenía que tratar de no dejar que me incomode. Pasó un tiempo, pero seguí cada año para ajustar con el mundo exterior.

MI EDUCACIÓN CONTINUA

Cuando entré en la Escuela Secundaria Malden Yo estaba muy nerviosa. Yo no estaba con mis amigos que yo había hecho en la secundaria. Había muchas escuelas secundarias en Malden y también asistí a Malden Alta. Tuve que hacer nuevos amigos de nuevo. El primer día de clases fue difícil porque tuvimos que cambiar de clase para cada período y algunos estaban en plantas diferentes. Subiendo por las escaleras que llevan los libros era muy difícil para mí, como yo necesitaba para mantener la verja con el fin de equilibrar a mí mismo. Esto fue difícil ya que mi zapato derecho era muy pesado y me hacía perder el equilibrio fácilmente. Así que llevaba la pesada carga de libros y tratando de sostener en una mano no era una tarea fácil. Mi pierna y la espalda se cansaban mucho y la herida abierta de mi lado estaba empezando a drenar más. Ginnie fue y habló con el consejero, quien le dijo que tendría que recibir una carta de mi médico diciéndoles que se trataba de un problema. Ginnie me tuvo que dar por mi hija de seis meses de su chequeo y hablé con el doctor, y me dijeron que estaría encantado de darme una carta. También tenía otro plan. Una nueva droga había llegado a detener el drenaje de heridas abiertas, y ellos querían usarlo en mí, y esto significaría volver a ser admitida al hospital de nuevo durante tres o cuatro meses. Me puse a llorar. Les rogué que no me enviaran de vuelta, pero por supuesto que no tenía otra opción. Yo había estado teniendo muchos problemas con la fuga de copias de seguridad en mis ovarios. Cuando llegó el momento de mi periodo menstrual, que tendría que ser puesta con la codeína durante tres días para que pudiera soportar el dolor. La decisión fue tomada que iba a ir a tomar el nuevo tratamiento. La situación de la escuela se presentó hasta que llegué a casa otra vez. Mientras tanto, harían planes para mi trabajo escolar y los libros para ser enviados al hospital, y los maestros de entonces serían capaz de trabajar conmigo y así me mantienen al día con mis clases.

Un mes más tarde volví a Lakeville Hospital, pero esta vez era diferente. Yo tenía ahora dieciséis años y tuve que ser puesta en la sala de las mujeres. Que se inició de inmediato el tratamiento: una combinación de penicilina en aceite y estreptomicina. Esto significa dos tiros de la mezcla de la penicilina por día y tres al día de la estreptomicina. Al final de un mes, mi trasero estaba muy dolorida, mi pelo se caía en pedazos grandes, y mi vista se había vuelto muy borrosa. Los médicos tuvieron una discusión y un día se decidió que debían darme la nueva hornada de la estreptomicina, ya que había eliminado a los efectos secundarios de la pérdida del cabello y visión borrosa. Que extrañaba a Marjie mucho, habíamos llegado a ser tan íntimas. Ginnie dijo que ella estaba llorando por mí durante las noches para leerle a ella y no podía entender por qué yo no estaba allí. A veces me gustaría escuchar sus llamadas. Dije mi rosario a la Virgen todos los días, pidiéndole que sí pudiera mantener a salvo Marjie y hacer que parara el drenaje. El drenaje se detuvo durante el segundo mes de tratamiento. Le pregunté al doctor si podía irme a la casa, y él dijo que el tratamiento era de tres meses. Entré en enero y me retiró en marzo, por lo que dijo la verdad sobre la cantidad de tiempo que estaría allí. Yo había mantenido al día con mis estudios y aprendí a hacer encaje de bolillos y hacer encajes blondas bastante mientras yo estaba allí. Ginnie estaba orgullosa como ella también hacía encaje de bolillos hermosas, ella hacía manteles y tapetes y un montón de pañuelos.

Cuando me fuí en marzo no regresé a la escuela secundaria. Se hicieron planes para mí tener un maestro y me gustaría ser enseñada en casa. En el Invierno me habían preparado la escuela en casa, para la primavera me gustaría ir a la escuela, y me aseguraron que mis clases estarían en el mismo piso. En mi último año todas las clases se ubicaban en el primer piso. Esto me permitió terminar mi último año completo en la escuela. Me gradué de la Escuela Secundaria Malden en Junio de 1951.

Durante mi último año de escuela secundaria, un representante de Rehabilitación de Massachusetts vino a hablar conmigo y Ginnie en cuanto a lo que haría después de la universidad. Dijo que se necesitaba hablarnos para evaluar el tipo de trabajo que sería capaz de manejar debido a mi discapacidad. Empezó por preguntarme qué me gustaría hacer. Mi primera opción era ser enfermera. Su respuesta fue que no era una buena opción ya de pie sobre mis pies y el levantamiento no sería bueno para mí. Mis otras opciones eran de terapeuta ocupacional y peluquería pero me tenía la misma respuesta. Lo miré, sintiéndome muy frustrada y un poco enojada, y le pedí que me dijera lo que pensaba que debía hacer. Su respuesta fue que yo debería irme a la escuela de negocios. Trabajos de secretaría no serían una carga para la espalda o las piernas como me gustaría estar sentada la mayor parte del tiempo. Me inscribí en la Escuela de Negocios Malden antes de graduarme de la secundaria. Mientras que estuve en la escuela de negocios, tuve la oportunidad de conocer la máquina más reciente de Office que se había llegado en el mercado llamado *comptometer*. Iba a recibir una certificación por separado, junto con mi título, cuando me gradué de la universidad después de dos años. Esto fue atractivo para mí y me encantó hacer funcionar la máquina, era muy interesante.

Justo antes de la graduación que tuve la oportunidad de salir en las entrevistas de trabajo que la escuela había creado por nosotros. Tuve un momento realmente duro, porque había tenido una poca de la neumonía y no tuvieron ni idea de ello. Yo sólo sabía que después de estar en el aire fresco frío, yo iría a un lugar como un banco o una fábrica para mi entrevista y empezaba a toser. Después de un mes de esto, Ginnie decidió hacer una cita con el médico y se enteró de que tenía un caso muy grave de neumonía lobar y tuvo que ser puesta a la cama de inmediato. Me dijo que estaba demasiada enferma para ir a un hospital. Se necesitaron tres meses para que me pusiera mejor. Yo estaba tomando la aspirina y el jugo de uva durante los primeros tres meses. La fiebre se rompió, y se aclararon mis pulmones, y el médico vino a hacerme mi primera comida. Me tomó dos meses para volver a mis pies y recuperar el peso que había perdido, y luego volví a terminar la escuela de negocios.

Mi primer trabajo fue para una empresa en Everett llamado Paint Kyanize. Había trabajado como operadora de máquina de calcular y lo disfruté. Trabajé allí durante dos años y luego una nueva máquina llegó en el mercado. Se hizo más que sumar, multiplicar y dividir, sino que también era una máquina de escribir. Lo llamaron una máquina de facturación, emocionante para algunos, pero decepcionante para mí. Yo era demasiada corta y tenía que pesar al menos 120 libras para su operación. Yo tenía cinco pies y pesaba sólo 85 libras. No tenían otra posición, así que tuve que dejarlo ir. La búsqueda de un nuevo trabajo comenzó. Tuve suerte, porque los trabajos que solicité querían operadores de Comptometer, y yo no tenía ningún problema de pasar las pruebas que teníamos que tomar. Finalmente fuí contratada para un trabajo en la empresa Leche de Whiting en Charlestown, Massachusetts. Me haría cargo de la cuenta de Daisy Meadows, quien era el representante de la leche de Whiting. Poco después de que yo estaría a cargo del departamento de cuentas por pagar. Un día llegó un aviso en el tablero de un secretario privado para el gerente de crédito, y me presenté para eso y fui seleccionada para el trabajo. Yo no había usado mi taquigrafía en dos años y estaba un poco nerviosa al respecto, pero no era un problema. El gerente de crédito fue muy paciente, y no tardé mucho para conseguir la habilidad de vuelta.

Me gustó el trabajo porque yo era mi propia jefe de la

mayor parte del tiempo. Whiting tenía muchas ramas, que estaban dispersas en diferentes ciudades. Mi jefe pasó dos o tres días cada semana en una rama diferente y me dejó más o menos por mi cuenta. Yo podría trabajar a mi propio ritmo. Nos mantuvimos en contacto por teléfono todos los días cuando estaba fuera de la oficina.

Cuando me presenté para el trabajo, él me dijo que todos los que trabajaban para él resultó ser un trabajo agradable de tener. La única razón por la que dejaban su trajajo era porque se iban a casar y se mudaron a otro lugar. Entonces me preguntó si yo tenía un novio que yo hablaba en serio con el y tenía planes de matrimonio, y le dije que no él en el momento presente.

EL MATRIMONIO Y LOS NIÑOS

Hice muchos nuevos amigos en Whiting. Una en particular fue una chica llamada Jane, que sigue siendo mi amiga hoy. Vivía en un pueblo que se llama Martha's Vineyard, en Cape Cod, y había trabajado en la sucursal de Whiting, pero fue trasladada a la oficina de Charlestown. Las dos trabajaban como secretarias y que juntas compartíamos nuestra hora de comer. Ella se hospedaba en un hotel de Boston llamado Franklin Square House, que era un hotel para las mujeres, y yo estaba fascinada ya que es donde Ginnie y Eunice vivieron hasta que se casaron. Jane se mencionó un día que la zona había cambiada y ella tenía mucho miedo a caminar desde la estación de tren por la noche. Le dije que había una YWCA a la vuelta de la esquina de mi casa. Ella vino a mi casa una noche para la cena, y luego nos fuimos a la YWCA para poder solicitar una habitación. No había uno disponible, y ella tenía que tener referencias y la aprobación de sus padres. Así es como conocí a otra chica llamada Lois. Lois y Jane eran azafatas para el Club de Escudo Rojo de los militares, sino que me preguntó si me gustaría unirnos. Se iba todos los miércoles por la tarde desde las seis hasta las doce y domingo por la tarde doce-seis. Yo estaba interesada y cuando le dije a Ginnie, no estaba contenta de que yo esté en Boston que por la noche. Ella finalmente accedió. El club fue dirigido por el Ejército de Salvación. Tenía que entrevistarse con el comandante del Ejército de Salvación antes de que sea aceptada. Fue muy amable y me advirtió de mi comportamiento social, lenguaje y vestimenta. La regla más importante no era salir con los militares. Yo estaría en libertad condicional por un año. Las tareas consistían en servir el café, jugar al tejo, hacer rompecabezas, y asegurarme de que se les proporcionó la papelería si querían escribir a casa. No se aceptan tarjetas de baile ni fue permitido.

Lo hice y seguí muy bien las reglas y realmente disfrutamos de los deberes y la conversación con los hombres que entraban. Me sentía bastante segura con Lois y Jane allí. Un miércoles por la tarde, en mayo de 1954, una de las azafatas llegó con su novio. Con ellas estaba un hombre alto, bronceado, rubio, de ojos azules de marinero con la sonrisa más hermosa. Su nombre era Evan. Le pregunté si le gustaría un poco de café y me dijo que cual marinero le diría que no al café, pero él insistió en hacerlo él mismo. Le dije que las reglas no permitían clientes detrás del mostrador, se rió y dijo, así será la primera vez. Lo dejé que sirviera su propio café.

Nos sentamos y hablamos, y me enteré de que era de Skowhegan, Maine, y que tenía dos hermanos y cuatro hermanas. Había estado en el servicio durante tres años y se graduó de la escuela secundaria en 1951, el mismo año que yo lo hice. Dijo que su barco, el USS Worcester CL-144, se iría de crucero de un guardiamarina en breve. La otra anfitriona se acercó y me preguntó si yo podría cerrar pronto como Evan no había sido capaz de encontrar una fecha y tal vez me gustaría salir con ellos. La miré y luego a él, y me preguntó si me gustaría ir a la playa con él y la otra pareja. Les dije que tendría que llamar al mayor con el fin de salir temprano. Miré a mi alrededor y vi que no habían demasiados clientes, llamé al mayor, y él dijo que estaría bien si me iba, pero para asegurarse de que le dijera al conserje. Estábamos fuera de Revere Beach para nuestra primera cita. Nos montamos en la noria de matrimonio, comimos perros calientes, y lo pasamos muy bien. Evan dejó la otra pareja después de ir a la playa y luego me llevó a casa. Él me preguntó si podía volver a verme, y yo estaba tan feliz de que yo le di mi número de teléfono y me llamó la noche siguiente, y hemos hecho planes para salir de nuevo. Cuando él vino a buscarme conoció a Ginnie y Gordon. Realmente parecía que les gustó.

Gordon había estado en la marina de guerra por lo que tenían algo en común de qué hablar. Nos fuimos a otra playa y recogió algunos de los amigos de Evan en el camino. Habíamos tenido otro buen día.

Evan se fue en un crucero por el guardiamarina el primero de Junio de 1954, él se iría hasta Septiembre. Nos mantuvimos en contacto por correo. Yo le escribía todos los días y también me escribió. Cuando volvió en Septiembre me pidió que me casara con él. Le dije que sí. Teníamos planeado casarnos el próximo mes de junio.

Nos comprometimos y empezamos a hacer planes para la boda. Ginnie y Gordon decidieron vender la casa en Malden. Habían encontrado una sola casa nueva en Woburn. La casa se vendió muy rápido. Esto era un problema para mí. Woburn no tenía el transporte a mi trabajo y yo no conducia. Los planesa para la boda cambiaron, y decidimos casarnos antes de que se mudaran a Woburn. Nos dieron seis semanas para planificar la boda. Hemos establecido la fecha de 13 de noviembre 1954 en un domingo. Fuimos a las clases como Evan no era Católico. El sacerdote había perforado en la cabeza que no podía casarse dentro de la puerta del altar, ni podía recibir la bendición papal especial al final de la ceremonia. Esto estaba bien con nosotros, pero el día de la boda el cura que nos casó no era lel mismo con quien tomé clases. Insistió en que demos un paso dentro de la puerta del altar. A dos nos respondió: "No." Luego nos dijo que tenía toda la tarde para esperar, que no iba a continuar hasta que entró. Tenía el mismo rango militar que cuando estaba en la marina de guerra que Evan tenía en la actualidad, sino que charlamos un poco sobre las experiencias de su marina de guerra, mientras que el organista estaba tocando una canción. Salimos de la iglesia y se fue a la recepción. Parecía que era el mejor día de mi vida. Mi tía Catalina y yo hicimos mi vestido. Ginnie tenía un amigo que me prestó su corona que fue importado desde Italia. La parte más grande y más difícil del día fue que llevaba zapatos de tacón alto por primera vez. Yo no quería caminar por el pasillo con mis zapatos ortopédicos con la elevación de la derecha. Yo estaba muy contenta de volver a los zapatos ortopédicos después de la recepción.

Yo le había dicho a Evan antes de casarnos que yo era incapaz de tener hijos. Este me habían dicho por el médico que me trató de la poliomielitis en el hospital. Él me explicó que mi tronco era demasiado corto debido a las fusiones espinales, y esto hizo que mi hueso de la pelvis y la caja torácica a tan sólo me dan un espacio de un dedo entre el momento en el espacio normal es de cuatro. Él dijo que sería un imposible para mí concebir un hijo. Evan no estaba preocupado acerca de esto cuando le dije, él dijo: "Podemos adoptar un bebé." Él también tenía poca preocupación por las cicatrices en la espalda y las piernas. Su comentario de que era, "estoy seguro de que he visto cosas peores en las duchas en el barco." Fue un alivio para mí, como me había comprometido un año antes de conocer a Evan y debido a los factores antes mencionados, la persona me dijo que no podía hacer frente a no tener hijos y se rompió el compromiso.

Cuando regresamos de nuestra luna de miel, nos mudamos a la casa amueblada que habían alquilado en Malden. Era pequeña pero acogedora y fácil para mí tener acceso a transporte para el trabajo. No me había estado sintiendo bien y pensé que tenía la gripe, llamé a mi médico de familia y el me hizo una cita. Él hizo algunos análisis de sangre y dijo que me avisaría después. Unos días después me llamó y me pidió que dejara eso de las siete y media de la noche. Nos dio a Evan y yo la noticia de que estaba embarazada, que íbamos a tener un bebé. Él era un médico de medicina general y que no había dado a luz en un tiempo, y mi situación era un poco complicado por lo que me había enviado a un ginecólogo. Me llamó y el ginecólogo le dijo que podía verme de inmediato ya que estaba a punto de salir de la oficina. Nos fuimos y me examinaron y validaron el embarazo. Comencé a llorar y me preguntó por qué. Yo le dije que no iba a ser capaz de tener un bebé, y yo estaba tan feliz. Me dijo que iba a hacer arreglos para mí para ir a ver a un médico en Boston, que era cirujano, porque estaba bastante seguro de que tendría que tener el bebé por cesárea.

El médico de Boston fue muy agradable, me dijo que esta visita sería de alrededor de dos horas ya que quería saber todo sobre mi experiencia y también sobre mí y mi estilo de vida. Cuando terminó, estaba realmente interesada en todo lo que le dije. Él me sugirió que fuera a misa General y preguntarle al Dr. Morton-el médico que tenía en el hospital-para mis rayos X para que pudiera echar un vistazo a mis fusiones espinales. Después de que hice esto que me iba a llamar a su oficina y hacer otra cita, y nos gustaría hablar de lo que los planes serían para tener al bebé.

Evan y yo seguímos adelante con esto, y fuimos a ver al Dr. Morton Hospital General de Massachusetts, y él me dijo que no iba a liberar a los rayos X como a nadie excepto a los médicos en Lakeville que los entienden. El Dr. Morton quería hacer una cita para que yo tuviera un aborto. Le dije que de ninguna manera.

Me dijo que si iba a seguir con este bebé me iba a morir. La posibilidad de que tanto el bebé y moriríamos, o simplemente que el bebé iba a ser seriamente considerado.

Evan y yo nos miramos el uno al otro en estado de shock, y yo le dije absolutamente que no. El doctor dijo que debíamos regresar a casa y hablar de ello. Yo estaba agotada y muy asustada. Nos dirigimos a casa y cuando llegamos allí, llamé a mi cirujano para hacer una cita para el día siguiente. Desde luego, era un ángel enviado desde arriba. Dijo que me olvide de tomar las radiografías. Podemos entender las cosas sin ellos. Se decidió definitivamente sobre la cesárea. Él dijo que iba a utilizar alambre de acero inoxidable y abrazaderas para asegurarse de que no habría una infección. Dijo que las suturas intestinales gatos tienden a causar una infección a veces. Él me puso en vitaminas y dijo que iría a ver al médico en Malden para mis chequeos regulares. Él me sugirió que debería dejar de trabajar ya que esto me daría la oportunidad de descansar mucho. Hice el trabajo por dos meses más, ya que Evan tenía que irse en otro crucero, y me sentí cómoda en el pequeño apartamento que nos encontrábamos, y la dueña fue siempre abajo. Se había ido desde mediados de Enero hasta mediados de Abril. Nosotros nos escribimos cada día. Yo realmente lo extrañaba. Al mismo tiempo me alegré de que él no estaba conmigo por el tiempo que tenía la enfermedad de la mañana. Dejé el trabajo antes de que me puse muy mal. Pasé un tiempo saliendo con una amiga de la escuela que también estaba embarazada. Nos acompañamos una al otra para las visitas al médico y que compartemos los altibajos del embarazo. Evan regresó a su casa a mediados de Abril, y empezamos a buscar un piso sin amueblar. Fue dado de alta de la Armada en Mayo de 1955. Habíamos encontrado un piso sin amueblar y el compró el juego de dormitorio y cocina más la televisión de la patrona. Ella había construido una casa en New Hampshire y se iba mudar, nos ofreció todo el paquete por treinta dólares. Ginnie y Gordon se ofrecieron a comprar un juego de sala y también para darnos la cuna que utilizaba para Marjie. Estábamos todos configurados y listos para irnos. Yo estaba muy emocionada acerca de mi nuevo lugar. Me encantó la decoración y repararlo. Evan estaba retirado de la Armada y estaba trabajando para una compañía de semiconductores. Él trabajó la tarde de las 3 a cambio de las 11 pm y fue a mi casa por las mañanas.

Mis nuevos terratenientes, que vivían en el segundo piso (estábamos en el primero), tenían dos hijos pequeños. Podía oír los sonidos de arriba, así que no tenía miedo de estar sola en casa, mientras que Evan trabajaba. Mi tiempo para entrar y tener el bebé se acercaba, me pasé un tiempo comprando ropa y para arreglar la habitación. Ginnie tuvo un baby shower para mí al igual que mi amiga Jane, ella iba a ser la madrina del bebé.

El 18 de septiembre 1955, iba a ser internada en el Hospital de Osteopatía en Jamaica Plain, Massachusetts. Me detuve en mi camino a la iglesia del Sagrado Corazón a la luz de una vela y pedirle a Dios y a la Santísima para que nos mantuvieran a mi y el bebé seguros y saludables. Yo tenía un amigo que me decía que el bebé sería tan pequeña, porque ella pensó que yo ni siquiera me veía embarazada. Que había ganado sólo doce libras y yo era pequeña, pero cada vez que ella dijo esto yo inmuté ante la mención de la misma. Era tan importante que el bebé esté sano, que yo había hecho todo lo que tenía que hacer y se comió todos los alimentos adecuados y el ejercicio.

El 19 de septiembre de 1955, Alan Francis Perkins nació a las 7:05 am con un peso de 7 libras y 1 ½ onzas. Él era muy sano y tan hermoso. Tenía los grandes ojos azules y pelo castaño claro y el más redondo y cara muy profundos hoyuelos en sus mejillas. Cuando lo trajeron a mí y me lo pusieron en mis brazos, mi corazón se lleno de amor por el bebé perfecto pequeño, mío y de Evan, que a pesar de todos los médicos de mi pasado que quería que yo no contara con él, llegó a ser tan perfecto. Sin duda, fue un milagro. La recuperación fue un poco áspero. Se descubrió que estaba anémica, y se necesitó ocho transfusiones de sangre para que mi sangre estara hasta el nivel adecuado. He tenido un día o dos que yo estaba muy desanimada, pero todo lo que hice fue para una de las enfermeras para traer a mi bebé y me gustaría olvidar el desánimo que había sentido. Cuando yo era lo suficientemente fuerte como para levantarme de la cama, había descubierto otro milagro. Me quedé en el suelo y en mis pies descalzos, sin el zapato con el ascensor, me inclinaba hacia mi derecha. Se tomó unos minutos para darme cuenta de que esto ya no estaba pasando. Yo estaba de pie con las dos piernas, inclusas. Seguí cambiando de ida y vuelta para ver si era verdad. Así fue y tuve la oportunidad de comprar zapatos regulares, sin más necesidad de la elevación. Si yo no tenía mi fe en Dios y los buenos médicos que estaban dispuestos a ayudarme a completar mi sueño de tener mi propio bebé que esto nunca hubiera sucedido.

Dos semanas después de que Alan nació lo trajimos a casa desde el hospital. Le pregunté al médico si sería posible para mí para tener otro bebé. Tuve a mi hijo ahora me encantaría tener una niña. Él se rió y me dijo que seguro que éramos valientes después de pasar por un momento tan difícil y ahora yo estaba preguntando por otro. Su sugerencia fue para mí que esperara al menos dos años antes de tener otro. Me encantó mi nuevo papel como madre, el bebé era todo lo que yo quería. Fue muy divertido y llenó mis días de amor y felicidad.

En dos años, yo estaba ansiosa de perseguir a tener otro bebé. Evan sentía lo mismo. El 30 de julio 1958 nuestra hija Cynthia Diane Perkins nació. Cindy, ya que ella se refiere, pesó seis libras y diez de onzas. Era un bebé sana con el pelo negro y ojos marrones y la piel más suave. Cuando la trajeron a mí me quedé muy entusiasmada con su cabello, ya que parecía que era muy rizado, pero no le había lavado la cabeza y le dio la apariencia de ser rizado. Ella se acurrucó en mis brazos, y yo no podía creer lo maravilloso que Dios era para mí. Él me dio a mi hijo y ahora mi niña. Yo no podía pensar en otra cosa que pueda desear en esta vida en este momento. Ginnie y Gordon vivían en Connecticut durante ese tiempo y llegaron a Boston a verme. Supongo que de lo que me dijo que durante las dos horas que estuvimos allí no dejé de repetir que era una niña. Gordon se rió y dijo: "Sí, Gale, es una niña." Yo no tenía el problema de ser anémica con Cindy como el médico se aseguró de que tenía disparos durante el embarazo para ayudar con esto.

Cindy no tenía que haber nacido hasta el 13 de agosto, y debido a su estar lista más pronto que no firmé los papeles para que mis tubos fueran eliminados como lo había planeado. Sentí que dos bebés eran realmente mis dones de Dios y yo no quería presionar más, pero debido a su temprana llegada de los documentos no se firmaron.

Me quedé muy satisfecha con mi vida con mis dos hijos. Evan siguió trabajando en la electrónica. Nos habíamos mudado unas cuantas veces, ya que cada apartamento que alquilamos se lo reparen y los terratenientes que aumentaban a la renta y lo alquilan por una renta más cara por lo que buscaríamos un nuevo lugar. Finalmente, un día nos decidimos a buscar una casa, que se encuentra en Georgetown, Massachusetts. Alan tenía siete años y estuvo en el segundo grado, Cindy tenía cuatro años y no asistía a la escuela. Habíamos decidido que ahora que teníamos nuestra propia casa, sería bueno tener otro bebé, y durante el 15 de junio de 1964 Pablo Evan Perkins fue traído a este mundo con un peso de seis libras y seis onzas también era un bebé muy saludable. Pablo tenía los ojos de su papá y cuando lo pusieron en mis brazos, me miró y le dije a su padre que este chico ha estado aquí antes. Sus ojos estaban muy abiertos mientras miraba hacia mí, era como que sabía todo acerca de la vida.

Mis tres hijos han sido los mejores regalos de mi vida. Evan y yo hablamos de lo felices que eran y que no dejamos que los médicos nos hablaran en contra de tener hijos. Era algo que los dos nos sentíamos con tanta fuerza. Mi fe y mi creencia en Dios nos ayudó a tomar la decisión correcta, sin estas creencias no hubiéramos experimentado la felicidad que Alan, Cindy y Paul nos trajeron a nuestras vidas.

GINNIE

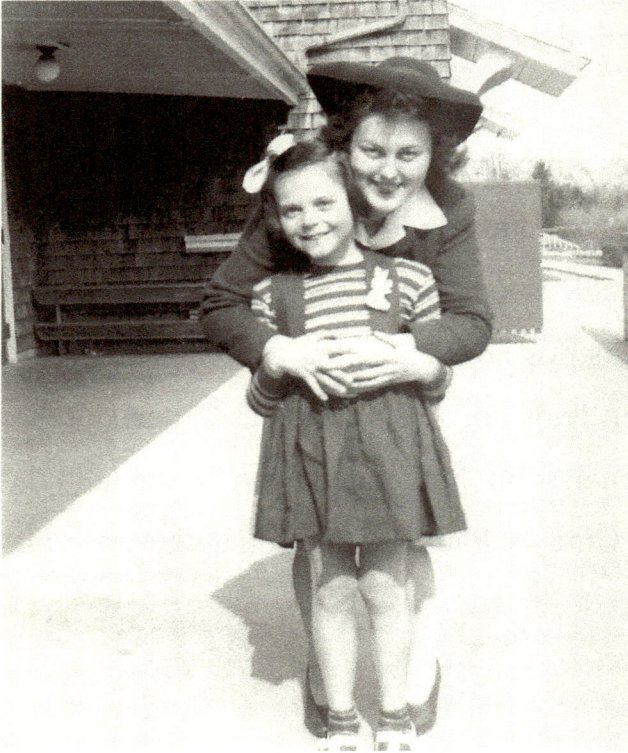

Ginnie era la hermana menor de mi madre que me llevó a vivir con ella cuando salí del hospital. Ella fue mi tutor y la única figura materna que yo conocía. Tenía mucho de la tragedia en su propia vida. Sólo tenía catorce años cuando fue ingresada en el Sanatorio de la lectura del norte y estaba allí hasta que ella era veintiuno. Tenía tantas pérdidas al entrar en el hospital, y fue una gran pérdida para ella cuando me trasladaron a otro hospital. Sus hermanas y su hermano estaban dispersos en diferentes lugares, y tenía muy pocos visitantes debido a ella. Su hermano y su hermana (que era mi mamá) murieron mientras ella estaba hospitalizada.

Cuando Ginnie fue puesta en libertad desde el hospital a la edad de veintiuno, que era para completar sus cuatro años de escuela secundaria en un año. Luego fue contratada para trabajar en la Universidad de Harvard en Boston. Ella vivía en la casa de Franklin Square para las mujeres hasta que conoció y se casó con Gordon. A continuación, tuvo una hija Marjorie (el nombre de mi mamá) y vivían en Malden para los próximos diez años.

Ginnie era muy dulce y cariñosa y ha trabajado muy duro para darme una vida que era normal. Le gustaba mirar las fotos de nuestra familia y hablar de cada uno de ellos. Siempre me sentí triste cuando ella hizo lo que le acaba de llorar. Ella decía, "Galie" (un nombre que me llamó con mucho amor en momentos especiales), "si tú supieras lo que es una mala persona soy que no quieres vivir conmigo." Fue

Ginnie la persona más dulce que conocia, y yo no podía imaginar su ser malo. A veces sería deprimida y llorando por varios días después de mirar las fotos.

La madre de Gordon sugiere que ella debe poner las fotos de distancia. Ella se dolía mucho por sus padres y su hermana, mi madre, y su hermano Paul y se sentaba durante largos períodos de tiempo y abrazaba a las fotos. Fue difícil para ella pensar en alguien pidiéndole que dejarlos de lado. Nana Reed se sentiría tan triste de ver a Ginnie tan molesta.

Ginnie y Gordon fueron muy enamorados. Se conocieron mientras Gordon se encontraba en la marina de guerra. Se casaron en Key West, Florida. Marjie, su hija, era el amor de sus vidas. Un día Ginnie no se sentía demasiado bien y ella me dijo que tenía problemas de la mujer. Tenía que irse por una cirugía, y cuando ella llegó a casa no era su estado normal. Parecía a llorar más y sólo sentarse y abrazar al álbum y las fotos de su familia.

Gordon muchas veces se refería a Ginnie como mi madre, y ella decía: "Yo no soy tu madre. No sé por qué dices eso. Su madre era buena y amable y nunca haría lo que he hecho." Todavía estaba tratando de imaginar exactamente de lo que estaba hablando, pero llegó al punto que todos nos acaba de aceptar el hecho de que en su mente que ella había hecho algo que ella pensaba que era malo.

En el primer cumpleaños de mi hijo de Alan, Marjie que tenia once años y Gordon llegaron a la fiesta. Le pregunté dónde estaba Ginnie. Gordon me dijo que tenía que llevarla al Hospital St. Elizabeth de Boston, porque ella se había encerrado en la casa durante días y le rogaba que no se fuera a trabajar. He mencionado a Gordon que había llamado varias veces y ella sólo repetía todo lo que dije. Gordon se veía muy triste. Explicó que cuando llegó al hospital con Ginnie le repetía constantemente: "Tengo un mono en mi espalda." Los médicos decidieron que tenía que tener una terapia de choque eléctrico, no fueron capaces de averiguar por qué estaba tan molesta. Ellos sintieron que la única manera de tratar su enfermedad era con este tipo de terapia. Ella pasó cuatro semanas en el hospital, y cuando ella llegó a casa parecía estar mejor, pero todavía se menciona el mono de vez en cuando.

Ginnie tenía miedo de los niños que usan zapatos de tacón alto y se aseguró de que nunca le llevaba a Marjie. Ginnie había estado conmigo cuando me caí y me lastimé la espalda y llevaba sus zapatos de tacón alto. Decidimos que tal vez ella se sentía responsable de mi caída. En realidad, nadie puede hacer que se diga mucho más sobre él. Yo diría, "Ginnie, no te sientas mal por ello. Estoy bien. Mira, estoy casada, tengo tres hijos, una casa bonita, y un marido. Eso fue hace mucho tiempo, estoy buena y sana y justo hoy." Era como si ella nunca me escuchó hablando. Realmente me dolió verla tan destrozada este otoño por algo que pasó hace tanto tiempo. Sentí que sobrevivió. Yo estoy bien y muy feliz con mi vida. Yo le diría: "Yo sólo necesito estar bien para que mis hijos pueden tener una abuela para amar y con quien divertirse y hacer cosas especiales."

Justo cuando parecía que estaba mejor iba a tener otro malo hechizo. Llegué un día y ella estaba sentada con una foto de mí antes de la caída. Yo tenía dos años. Ella comenzó a hablar acerca de cómo tenía que pasar todos esos años en el hospital y pasar por todo el sufrimiento y el dolor, y luego usar ese zapato terrible durante tanto tiempo y sobre los medios que los niños se burlan de mí. Se llegó a un punto en el que no quería ir a visitarla. La única vez que la veía muy feliz sería el día de San Patricio, que amaba a su herencia Irlandesa y las canciones. Recuerdo que todos mis hijos fueron a dormir mecidos por ella cantando la canción Irlandesa de cuna para ellos.

Ginnie pensaba que si se movían en un lugar diferente donde nadie la sabía que iba a mejorar. Ella se sintió avergonzada por sus vecinos y que la gente sepa que ella tenía una enfermedad mental. Gordon dejó su trabajo en el ferrocarril de Boston y Maine, donde estaba en la fuerza policial, y se mudaron a Connecticut. Marjie sólo tenía doce años de edad. Me sentí triste por dejarlos. Realmente me echaría de menos a todos. Ginnie tenía que volver al hospital varias veces. Ella se convirtió en una persona muy sospechosa de la gente y por eso tenían que desplazarse varias veces en el primeros par de años. Por último, Gordon decidió comprar una casa. Parecían estar más contentos de vivir en apartamentos.

Parecía que se estableció en los próximos años. Marjie se graduó de la secundaria y pasó a la escuela de enfermería. Ella también fue a casarse y tener hijos propios. Esto hizo que Ginnie estaria feliz como le gustaba ser una abuela. También le gustaba cuidar de los más pequeños.

En la Navidad de 1963, Gordon, Marjie y Ginnie vinieron a pasar el día con mi familia. Ginnie dijo que tenía algo que decirme. Le dije: "Tengo algo que decirte." Se decidió que ella sería la primera. Le dije que estaba esperando otro bebé. Ella le preguntó si el médico pensaba que iba a estar bien, y yo dije que sí. Ella dijo, "Galie, creo que tiene suficiente con los dos hijos que tiene. Usted mantiene una buena casa y eres una gran mamá; Me temo que otro bebé será demasiado para usted," le dije que no se preocupara. Yo estaría muy bien.

"Ahora me dicen las noticias," le dije. Ginnie tenía el don de escribir poesía como su Marjie hermana (mi madre). Sacó un papel y me leyó un poema titulado, Mi Creador me ha dado una cruz. El poema fue acerca de su cáncer de hueso que tiene. Ginnie escribió sobre el dolor en su vida en forma de poesía. Las dos lloramos y nos abrazamos fuerte. Ella dijo: "Usted sabe, Galie, yo no podría ver a su nuevo bebé." Le dije que sabía que lo haría. "Tienes que rockear y cantar la Canción de cuna Irlandesa a este bebé como usted ha hecho a los otros dos," le dije. (Ginnie vivía para el rock y cantarle a mi hijo Pablo.)

Gordon había vendido la casa, y se mudaron a una casa para los minusválidos como Ginnie estaba ahora en una silla de ruedas. La casa estaba en Feeding Hills, Massachusetts, cerca de donde vivía Marjie. Evan y yo haría el viaje de dos horas por lo menos dos veces al mes para visitar a Ginnie. Estaba de muy buen ánimo y nos divertimos mucho. Cuando el cáncer se regresó más avanzada, que empezó a visitar semanalmente. Sentí una verdadera gratitud hacia esta persona que me acogió y me dio la vida familiar cuando salí del hospital.

Acabábamos con una maravillosa visita a Ginnie. Nos sentamos agarándonos de las manos por mucho tiempo. Le cantó la Canción de cuna Irlandesa que les cantaba a mis hijos cuando eran pequeños. Ella estaba cada vez más débil cada vez que visitamos. Gordon había preparado el hospicio cuando viene por un par de veces a la semana para ayudarle a salir con ella. En el viaje a casa de haber visitado a Ginnie, miré a un lado de la carretera, había una luz brillante me llamó la atención, y hacia abajo en un hueco en el camino estuvo la gruta con la Virgen en el interior. Fue realmente hermosa. Me miró y luego escuché esta voz que me decía: "Usted no llevaban sus zapatos de tacón alto cuando se cayó por las escaleras. De hecho, no se cayó. Usted se metió por Ginnie que era tan celosa de ti. Usted vino a su casa y se convirtió en el foco de la vida de sus padres. Entonces, la adopción de usted como su propia era más de lo que podía manejar, ella sólo tenía doce años. Salieron de ella para cuidar de ti un montón, y un día sólo para usted empujó por las escaleras. Esto es lo que ella ha tenido que vivir todos estos años." Empecé a llorar muy fuerte. Evan se detuvo y preguntó: "Gale, que es lo está mal?" Le dije lo que había oído. Me abrazó por un rato y me preguntó qué estaba sintiendo. Le dije: "tanta compasión por Ginnie, que ha sufrido todos estos años. Ella me llevó a vivir con ella y tenía que ver lo que ella hizo todos los días. Dios mío, Evan no es de extrañar que haya sido tan emocionalmente enferma de todos estos años." El viaje a casa fue muy tranquilo. Sé Evan tan bien como yo estaba tratando de asimilar lo que había sucedido.

Miré a la gruta en el lado de la carretera, que era por lo menos cincuenta metros de distancia, y agradeció a la Madre de Dios por revelarse a mí. Evan sentía realmente mal, pero él también se sentía enojado. Le dije que ella era apenas una niña y yo lo entiendo. Ella sí que ha pagado sus deudas en la medida que a mí me respeta. Mírame, estoy sana y puedo caminar y han tenido hijos y nietos. Lo que sí tiene, pero mucha de la culpa y el dolor? Mi corazón sufría por ella. ¿Cómo se debe haber sufrido? Ahora ella está luchando esta batalla con el cáncer, yo sólo le pedí a Dios que por favor le diera un poco de paz en sus últimos días.

Volvimos dos semanas más tarde como Marjie nos llamó y me dijo que su mamá estaba realmente fallando. A ella le encantaba que yo le arreglara su cabello, ella amó la ropa interior de satén negro y camisones. Busqué sábanas de satén negro para ella, pero sólo pude encontrar los marrones oscuros. Le mostré las sábanas y ella sonrió y dijo: "Galie, que eres el mejor." Entonces Marjie le dio un baño de cama completa, me lavé el pelo con el champú en seco y corte y curvado para ella. Marjie puso las sábanas en la cama de Ginnie. Siguió enseñándome cómo era capaz de mover sus dedos de los pies. Le dije: "Maravilloso," pero no se movían. Cuando tuvimos todo limpiado y parecia magnífic en su nuevo camisón de raso negro, que le pregunte si había algo especial que le gustaría que hagamos por ella. Ella se rió y dijo que quería que Gordon la pusiera en el ascensor para sacarla de la cama. Vamos a ver cómo le gusta. Él era un buen tipo y dejo Marjie y lo hizo. No la dejaria allí por mucho tiempo. Después de terminar con todos sus deseos y necesidades, le pedi que todo el mundo, menos Evan y yo que salieran de la habitación. Ella necesitaba hablar conmigo, pero quería Evan para acompañarme. Ella comenzó a llamarme por Galie, que de inmediato me dijo algo que era importante para ella. Me dijo que "yo quiero que sepas que te quiero mucho y lo que tengo que decirte que no es fácil, pero tiene que ser dicho y yo soy la única que puede decirte que yo soy la única que sabe. Yo no tengo mucho tiempo en esta tierra. Mi tiempo está casi terminado."

Ella le dijo a Evan y a mi la misma historia que había oído conduciendo por la carretera y mirando a la gruta, la semana anterior. Los dos lloramos. Le dije que era una niña y actuó como cualquier niño que se haría daño. Yo estoy bien y lo más importante, "Te perdono, Ginnie, te quiero tanto. Tú me has dado una vida familiar porque no esperaba y mucho amor." Nos rogó que por favor perdonen a sí misma. Le dije lo mucho que la amaba y lo agradecida que estaba de que ella me llevó a vivir con ella, pero sobre todo cuánto lo sentía que llevaba lo que calificó como un mono en la espalda durante todos esos años. Ella dijo: "Nunca voy a hablar de nuevo. Yo no lo merezco."

Ginnie murió una semana después, en octubre de 1981. Yo no volví a verla. Hablé con ella por teléfono en el hospital. Marjie llamó y me dijo que le quedaba poco tiempo y le preguntó si le gustaría hablar conmigo, me dijo Ginnie negó con la cabeza que sí. Marjie y Gordon estaban muy emocionados, ya que me imaginé que sería por lo menos hablar. No hablaba pero lo hice. Le dije de lo mucho que la amaba y que la perdonó de todo corazón, y sintió pena por su dolor. Le dije que Dios la perdonó también. Me despedí de ella, ella no respondió. Marjie dijo que ella negó con la cabeza y sonrió.

Gordon y Marjie dijo que nunca habló con ellos en absoluto después de mi visita. No estaba seguro de que yo quería contar la historia. Yo sabía que si yo les digo que lo siento en mi corazón, cuando era el momento adecuado.

Volvimos por una semana para ayudar a Gordon a limpiar las cosas de Ginnie. Mencionó tantas veces acerca de su no hablar. Evan me miró y asintió con la cabeza. Sabía que tenía que decirles. Yo lo hice. Siempre se alivia de gran parte de su ansiedad. Gordon se sentía mal, pero él dijo que estaba muy orgulloso de mí y la manera en que manejó la situación. Se sintió adolorido de que no podía y muchos años antes nos han dicho de lo que podría haber ayudado. Le dije que estaba seguro de que la ayudó sólo por quererla y por ser una familia.

Yo sé que ayudó a la única manera que sabía hacerlo, con amor, respeto, y sobre todo con el perdón.

MI VIDA SIGUE ADELANTE

Decidí antes de empezar mi historia que me gustaría volver a Lakeville donde pasé mi infancia. Me tomó casi seis meses de hacer llamadas telefónicas para obtener el permiso para hacer esto. El hospital había sido cerrado ya que debido a la disminución de la tuberculosis de 1991. El edificio original en que estaba había sido condenado, por lo que es muy difícil que se le permitiera la visita. Tuve que prometer que no iba a tratar de entrar y que me quedaría con la visita a un mínimo de dos horas. La fecha que me han dado dos semanas anteriores fue en septiembre 12, 2001, el día después del atentado de las torres gemelas. Mi amigo y yo habíamos reservado un hotel en las cercanías de Plymouth durante una semana. Quería tomarme mi tiempo y visitar la ciudad de Lakeville y familiarizarme con el camino al hospital. Hubo un remolque de seguridad al final de los locales; tuve la oportunidad de ir y hablar con el guardia de unos pocos días antes de que yo iba a hacer la visita. Él me aseguró que tenía mi nombre, más el documento de permiso para que yo firme cuando llegué a hacer la visita. Yo estaba un poco nerviosa acerca de los sucesos del día anterior en Nueva York, pensé que tal vez podrían no cumplir con el permiso, pero afortunadamente no lo hicieron.

Era difícil para orientarme en un principio como eso que el hospital estaba completamente cubierta de enredaderas y arbustos. Tenía la esperanza de obtener una mirada adentro, pero las ventanas y las puertas estaban todas cerradas. Yo estaba de pie en algunas de las mismas áreas que se interponían en cuando era niña, había sido cincuenta y tres años desde que había salido de este lugar durante la niñez. Me sentí muy humilde y pacífica al mirar atrás en el tiempo, y luego vagó por delante a donde estoy en este momento en mi vida, tantos giros y vueltas en el camino, de tantas bendiciones maravillosas a lo largo del camino. Que refleja de nuevo a mi amiga Angie y podía oír su voz y ver sus ojos marrones y su sonrisa. Un poco de tristeza me llegó al corazón, seguido por la alegría de conocer a este ángel.

Yo caminaba con entusiasmo y le dije a mi amigo todo lo que podía recordar de las cosas que sucedieron. Me encontré en el temor de la condición del lugar. Hubo algunos cambios, como el ladrillo en el porche en lugar del cemento, y otros cambios demasiado numerosos para mencionarlos. Tuve la suerte de que no sólo fueron capaces de tomar fotografías, pero hicimos una grabación en vídeo. Busqué la chimenea por donde había visto a la dama que proviene del humo, sino que había sido retirado, la idea de guardia, cuando se puso el nuevo edificio. Traté de encontrar la ventana que estaba junto a mi cama, pero todo fue cubierto de flores de arbustos y enredaderas, creo que lo he encontrado pero no estaba segura. Me tomó el resto del día para absorber realmente todo lo que yo había visto y sentido ese día. Me alegro de haber tenido la oportunidad de volver atrás y caminar a través de los terrenos y pasar el tiempo. He oído poco después de los amigos que viven en el área porque la propiedad del hospital de setenta hectáreas o más se vendió en el año que viene.

Evan había muerto cinco años antes, y ahora estaba lista para sentarme y seriamente cumplir con el sueño que tuvo para mí: escribir mi historia. Muchas personas han tocado mi corazón y me han dado apoyo a lo largo de los años, demasiados para mencionar, que gracias a todos y cada uno de ellos. Sigo en la tela de mi corazón que me gusta ver como un edredón con cada cuadro representando a todos esos amigos especiales y familiares. Cuando el camino en mi vida se ha vuelto difícil para mí, sólo tengo mirada en mi corazón y recordar a cada persona que forma parte de este tejido, una sensación de paz y el amor se apodera de mí al igual que una manta caliente.

Yo era capaz de cumplir algunos de mis propios sueños durante los años. Uno de ellos fue a trabajar en los campos que la persona de misa Rehab me dijo que no podía. Se ha sido necesario para ir a trabajar para ayudar a Evan con las finanzas del hogar. El primer empleo que trabajé por tres años estaba en un asilo de ancianos, como la ayuda de una enfermera. Yo era capaz de hacer esto sin ningún problema a mi salud en absoluto. Un día, el terapeuta ocupacional en el hogar de ancianos se mencionó lo bueno que era con los pacientes y me preguntó si yo estaría interesada en trabajar en el Hospital Baldpate en Georgetown en el área de artesanias. Ella dijo que necesitaba a alguien durante los fines de semana y días festivos para ejecutar la zona. Esto sería una gran oportunidad para mí ya que estaba justo en la ciudad donde yo vivía, y fue sólo a tiempo parcial por lo que más sería capaz de estar en casa con mis hijos. Esto era tan importante para mí. Yo no quería perder ni un momento de su crecimiento si no tenía que hacerlo. No me gusta mucho estar lejos de mis hijos tanto como yo era cuando se trabaja a tiempo completo.

He aplicado para el trabajo y lo contrataron. Era sólo el trabajo que siempre había querido hacer: ayudar a las personas a aprender cómo hacer algo que les ayudó a sentirse bien consigo mismos. Yo había trabajado alrededor de un año cuando empecé a sentirme muy cansada. Me parecía haber perdido el apetito y estaba perdiendo peso. Fui al médico, y después de algunas pruebas, se descubrió que tenía cáncer vaginal. Parecía el fin del mundo para mí, se me recomendó que vaya a someterse a una histerectomía de inmediato. Yo recuerdo haber escrito cartas a mi marido y sus hijos, que metí en la maleta para llevarlos al hospital. Yo estaba muy asustada y no sabía si iba a hacerlo a través de esta cirugía. Traté de mantenerme enfocada en mi familia y mi casa y un trabajo que yo realmente amaba. Yo estaba muy contenta de despertar después de la cirugía y sé que todavía estaba viva. El pronóstico era bueno. Yo tendría que ir para algunos tratamientos durante un tiempo, pero todo se veía bien.

No he podido volver a trabajar durante un par de meses. El director del programa en el momento se encargó de mi trabajo de fin de semana con otra persona. Tenía que seguir trabajando. He oído de un amigo acerca de un trabajo como telefonista en la casa de su amiga. Me presenté y trabajé allí durante unos dos años. Un día recibí una llamada de un amigo que era un cocinero en el hospital, me dijo que el director había dejado de tomar otro trabajo. Él dijo que él le dijo al dueño de mí, y ella quería que yo la llame y haga una cita. Tenía miedo al principio porque se trataba de un tiempo completo, y yo tendría que escribir notas e ir a las reuniones, algo que no tenía que hacer los fines de semana. Bueno, como todo lo que hice en la vida, me arriesgué y me fui para la entrevista y me contrataron. Recuerdo de cuando iba de la playa de estacionamiento y de pensar, "¿Qué he hecho?" Empecé a trabajar a tiempo completo en 1975 y me retiré en 1997. Fue un trabajo que me encontré con un montón de cumplimiento en trabajo que no era como tener una familia extendida.

Yo tenía otra familia por cual estoy muy agradecida y que es a mi familia del payaso. Nunca pensé mucho de convertirme en un payaso. Recuerdo a las enfermeras desde hace muchos años y mi amiga Phyllis me decía que era un payaso. Ahora iba a convertirse en una realidad. He trabajado con un terapeuta expresiva en el hospital que había ido a una convención de payaso y se encontró con un montón de payasos, me dijo que ella y los payasos profesionales iban a poner una serie de clases de payaso, junto a un colegio de la comunidad local. Yo estaba emocionada de ser invitada y no podía esperar para irme.

Esto es cuando Hugs & Kisses el Payaso nació. Fue en la década de los setenta y sigo de payaso para el día de hoy. Más tarde, en los años hablé con Evan para convertirse en un payaso. Al principio se mostró reacio. Dijo que no sabía qué decir. Nuestra ahijada, Annie, le había dicho a su maestra que yo era un payaso y que yo iba a visitar en Noviembre para el día de Acción de Gracias. Le dije a Evan Yo no quería hacer esto por sí sola, sino que era la primera vez que había trabajado en una escuela y que necesitaba un socio. No presione demasiado. Esperé a que él dijera que sí. Tuvimos seis semanas antes de que nos íbamos a Texas. Una noche me desperté y fui a la mesa de la cocina con un lápiz y papel y comenzé a escribir un programa para hacer con Evan. Me acordé de Annie que nos dice que el maestro le dijo a la clase que hacer del payaso era una forma de comunicación; Evan no quería hablar, y el programa que escribí era para Perko el Payaso *Silencioso*. Se celebrará una flor mágica en la mano y luego hacer que se marchitan si quería hablar conmigo. Cuando llegó el día para el espectáculo, a los niños les encantó, ya que tendría que decirme que Perko quería hablar conmigo. El espectáculo fue un gran éxito al igual que Perko, y sin necesidád de decir que se convirtió en un payaso ese mismo día. Más tarde tomó el carácter y el nombre de *Hayseed* que fue dada a él por su hija. Hayseed,

Hugs & Kisses y sus nietos Danielle (*Brilla* el payaso) y Jeff (el payaso *zapatillas de deporte*) pasó a hacer muchas fiestas de cumpleaños y funciones juntos. Recuerdo un día que volvimos de hacer un concierto, mi hija tenía unos amigos de visita, y todos entramos y ella nos presentó como su familia, los payasos. Probablemente fue la mejor risa que nos dieron ese día.

Cuando Evan murió, el jefe de la familia payaso, Hap, le preguntó qué podía hacer por mí. Pensé por un momento y reflexionamos sobre lo que Evan le gustaba. Mi respuesta fue firme y clara. Le pregunté si los payasos que vienen con sus trajes de payaso a la estela. Había algunos treinta payasos a raíz de Evan. El director de la funeraria me llevó aparte y me dijo que era amigo del Capellán del Circo de los Ringling Brothers. Dijo que si puedo ponerme en contacto con él y él no está ocupado, le gustaría que él hiciera el elogio de Hayseed el Payaso. Mis ojos se llenaron de lágrimas y me dijo que sí. Este Capellán hizo un trabajo maravilloso de decir sobre el corazón de un payaso que apenas había un ojo seco en la iglesia. Sólo gracias a Dios en silencio. Mi nieto se hizo cargo de Jeff el carácte de payaso de su Abuelo y lo ha hecho orgullosamente. Él seria Hayseed # 2. Los payasos Hayseed Dos y Hugs & Kisses han hecho muchas fiestas de cumpleaños, eventos para recaudar fondos, y los partidos de la familia juntos. Hacemos un gran equipo!

Mi familia espiritual ha sido y siempre estarás conmigo. Yo habría sido tan sola de todos esos años si no hubiera encontrado a Dios ya la Santísima Madre. Yo estaba agradecida de entonces, y lo sigo estando agradecida por el don de la espiritualidad.

Al mirar a la niña con los grandes ojos marrones y el gran arco en su pelo mirando a su tía Eunice, y diciéndole que algún día "Voy a correr y correr," y cuando leí el poema escrito por mi madre *La Cruz del Bebé*, tengo que decir que mi corazón se llena de orgullo por todo s lo que he hecho y todo lo que seguiremos haciendo en mi camino sobre esta tierra.

Abrazos para todos los que lean este libro!